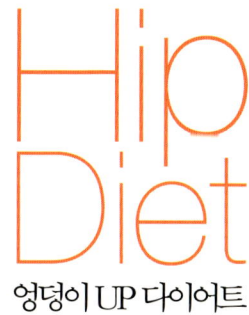

엉덩이 UP 다이어트

AISARERU OSHIRI WO TSUKURU 10-NICHIKAN LESSON
-YUME NO MAINASU 5-SENCHI GA TE NI HAIRU!
Copyright ⓒ 2006 by Mieko SAITO
First published in Japan in 2006 by WAVE PUBLISHERS CO., LTD.
Korean translation rights arranged with WAVE PUBLISHERS CO., LTD.
through Japan Foreign-Rights Centre/ Shinwon Agency Co.

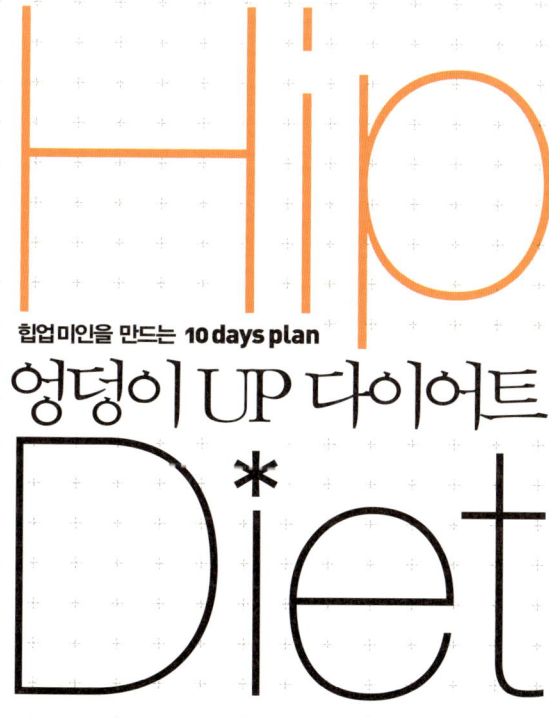

힙업 미인을 만드는 **10 days plan**

엉덩이 UP 다이어트

사이토 미에코 지음 · 김민정 옮김

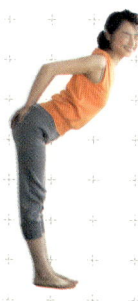

보누스

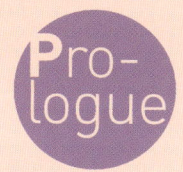

10일 만에
완벽한 엉덩이를 만든다

엉덩이는 우리 몸의 한가운데에 자리 잡고 있습니다. 엉덩이의 모양을 결정짓는 골반은 몸을 지탱하는 토대이며, 온몸의 균형을 좌우하는 매우 중요한 부분입니다. 또한 엉덩이는 여성스러움의 상징이기도 합니다. 엉덩이의 크기와 모양이 몸매의 좋고 나쁨을 결정한다고 해도 과언이 아닐 것입니다.

저는 일의 특성상 많은 여성들을 만나게 되는데, 자신의 엉덩이를 마음에 들어하는 사람은 별로 없는 것 같습니다. 마음에 들기는커녕 오히려 콤플렉스를 가지고 있는 사람들이 많습니다. 그만큼 엉덩이는 여성의 몸에서 중요한 위치를 차지합니다.

저는 모든 여성들이 자신의 엉덩이를 마음에 들어하고 자신감을 가졌으면 하는 바람을 가지고 있습니다. 그런 마음에서 이 책 『엉덩이 UP 다이어트-힙업 미인을 만드는 10days plan』을 펴내게 되었습니다.

이 책은 10일 만에 이상적인 엉덩이를 만들기 위한 책입니다. 과장된 말이 아니라, 실제로 짧은 기간 안에 확실한 효과를 거둘 수 있도록 운동, 스트레칭, 워킹, 포징(posing)을 적절하게 조합한 프로그램으로 구성했습니다. 이 책의 내용을 매일 꾸준히 실천하면 10일 후에는 펑퍼짐했던 엉덩이 둘레가 지금보다 5센티미터는 줄어들고, 축 처져 있던 엉덩이가 예쁘고 보기 좋게 올라가 있을 것입니다.

자, 준비되셨나요? 앞으로 10일 동안 제가 확실하게 가르쳐드리겠습니다. 이 책의 내용을 하나하나 함께하면서 아름다운 엉덩이를 만들어봅시다. 10일 후면 스스로 자신감을 느끼는 예쁜 엉덩이를 만들 수 있습니다.

Contents

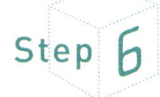

Step 6 완벽한 엉덩이를 지키는 힙업 관리 솔루션

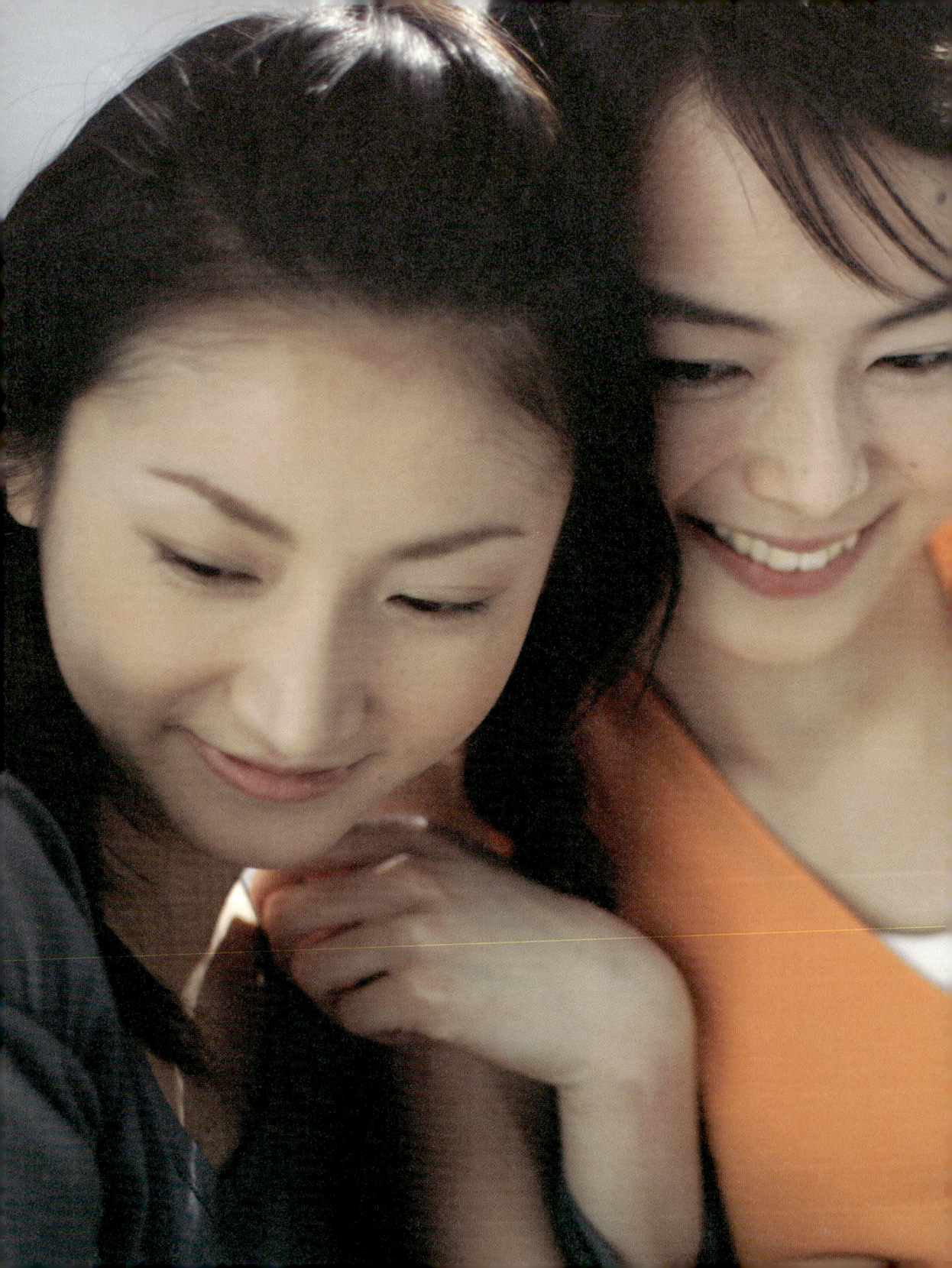

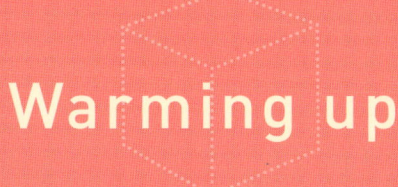

Warming up

힙업 미인을 만드는
10days plan

우리 몸의 중심인 엉덩이가 바디라인 전체를 결정한다. 필요 없는 군살은 쏙 빼고 볼륨과
탄력은 살리는 엉덩이 다이어트의 기본 원리와 10일 동안의 프로그램을 살펴보자.

이 책은 Step 1부터 Step 6까지 모두 6단계로 구성되어 있다. 지금보다 둘레가 5센티미터 줄어들고 보기 좋게 힙업된 예쁜 엉덩이를 만들고 싶은가? 그렇다면 Step 1부터 Step 5까지 순서대로 실천하라. 한 단계마다 이틀씩, 10일이면 날씬하고 균형 잡힌 엉덩이로 변신할 수 있다. Step 5까지 모두 마쳤다면 방심하지 말고 Step 6으로 넘어가 엉덩이 모양이 다시 흐트러지지 않도록 유지하자.

힙업 미인을 만드는
10일 완성 프로그램

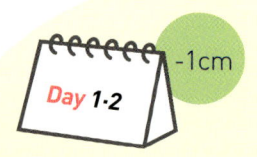

Step 1
하체의 부기를 제거하는 기본 스트레칭

첫날과 둘째 날은 가장 먼저 부기부터 집중적으로 제거한다. 부기가 생기는 가장 큰 원인은 골격이 비틀려 있기 때문이다. 이 단계에서는 비틀린 골격을 바로잡으면서 혈액순환을 촉진시켜 대사기능을 향상한다. 이와 동시에 셀룰라이트의 원인이 되는 노폐물도 제거한다.

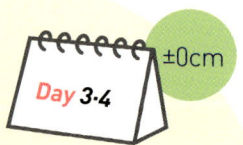

Step 2
군살과 지방을 없애는 다이어트 스트레칭

부기를 제거했다면 이제는 딱딱해진 근육을 풀어주어 엉덩이의 군살과 지방을 없애자. 근육이 딱딱하게 굳으면 관절과 힘줄도 덩달아 딱딱해져서 지방이 쉽게 붙는 체질로 바뀐다. 한 번 풀어준 근육은 확실하게 단련시켜 탄력 있고 유연한 근육으로 만들자.

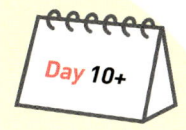

Step 6
완벽한 엉덩이를 지키는 힙업 관리 솔루션

10일 동안의 프로그램을 통해 펑퍼짐했던 엉덩이 둘레가 5센티미터 줄고, 처져 있던 엉덩이는 예쁘게 올라갔을 것이다. 하지만 여기서 멈추면 곧바로 원상태로 돌아갈 수도 있다. 10일 동안 힘들게 노력해서 만든 날씬하고 힙업된 엉덩이를 꾸준하게 유지하자.

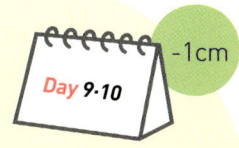

Step 5
S라인을 만드는 스트레칭과 워킹

균형 잡힌 엉덩이를 만들기 위한 마지막 단계로, 허리부터 시작해 엉덩이와 허벅지까지 이어지는 아름다운 바디라인을 만든다. 이미 효과를 실감하고 있을 수도 있고 힘이 들어 포기하고도 싶겠지만 조금만 더 힘을 내자.

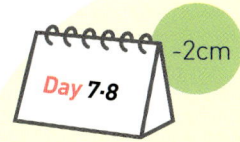

Step 4
볼륨 있는 엉덩이를 만드는 힙업 운동

10일 프로그램 중 가장 중요한 부분이다. 앞 단계에서 골반 교정을 통해 꽉 조여준 엉덩이를 위로 예쁘게 올려준다. 골반 주변의 근육을 충분히 단련하면 엉덩이와 허벅지의 경계가 확실해져서 위로 업된 엉덩이를 만들 수 있다.

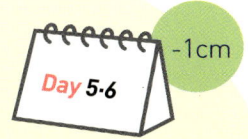

Step 3
벌어진 골반을 바로잡는 집중 교정 체조

이제부터는 날씬하고 예쁜 엉덩이를 만들기 위한 본격적인 단계다. 이틀 동안 엉덩이의 바탕이 되는 골반을 집중적으로 관리한다. 골반을 올바른 모양으로 바로잡은 뒤 꽉 조여주자. 엉덩이 모양이 조금씩 바뀌어가는 것을 확실하게 느낄 수 있을 것이다.

이 책에서는 하루를 크게 아침, 점심, 저녁, 취침 전의 4단계로 나누어 각 시간대에 알맞은 적절한 운동 방법을 소개하고 있다. 생활 속에서 쉽게 할 수 있는 간단한 운동이므로, 누구라도 만족할 만한 효과를 얻을 수 있을 것이다. 다음은 최대의 운동 효과를 얻기 위한 시간대별 다이어트 포인트다. 앞으로 소개할 프로그램을 실천하면서 이 내용을 항상 염두에 두도록 하자.

아침부터 취침 전까지
시간대별 다이어트 포인트

아침

* 아침의 신선한 공기를 듬뿍 마시면서 온 몸의 세포를 깨운다는 느낌으로 신경을 집중하여 천천히 크게 움직인다.
* 몸속부터 따뜻해지면 합격.

출근 시간

* 하이힐은 되도록 피하고 걷기 편한 신발을 신는다.
* 에스컬레이터보다는 계단을 이용한다.
* 짐은 양손에 균등하게 든다.

점심시간

* 몸을 쭉 펴 뭉친 곳을 풀어준다.
* 점심은 거르지 말고 반드시 먹는다.
* 되도록 밖으로 나가 바깥 공기를 마신다.

취침 전

* 오늘의 몸 상태를 유지한다는 마음으로 쾌적하게 잘 수 있는 환경을 조성한다.
* 충분히 수면을 취해 다음 날을 대비한다.

목욕 시간

* 샤워할 때는 심장에서 먼 쪽부터 물을 뿌린다.
* 미지근한 물에 몸을 담근다.
* 반신욕도 대사기능 향상에 효과적이다.

저녁식사 후

* 식후 1시간 동안은 심한 운동을 하지 않는다.
* 음악이나 아로마 초로 운동에 적절한 환경을 만든다.
* 머릿속으로 하루 동안의 피로가 사라지는 것을 상상한다.

저녁식사 전

* 편안한 옷으로 갈아입는다.
* 저녁식사 전에는 되도록 간식을 먹지 않는다.
* 미네랄워터로 수분을 보충한다.

골반은 엉덩이의 토대다. 토대인 골반이 비틀어져 그 위에 불필요한 근육이 붙어버리면 엉덩이 모양이 보기 싫게 변한다. 여기에서는 골반과 골반을 지탱하는 근육에 대해 알아본다.

엉덩이 다이어트의 원리

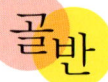

엉덩이 모양은 골반이 좌우한다

정상적인 골반은 역삼각형 모양이다. 골반의 형태가 비틀리면 기초 대사 능력이 저하되어 지방이 쌓이기 쉽다. 골반을 지탱하는 등뼈도 균형을 잡기 어려워져 고양이처럼 등이 굽는 등 자세가 나빠지고, 장기가 처지면서 장이 압박을 받아 변비에 걸리기도 한다. 이 밖에도 골반이 비틀어지면 부기, O자 다리, 냉증, 어깨 결림, 요통 등을 유발할 수 있다.

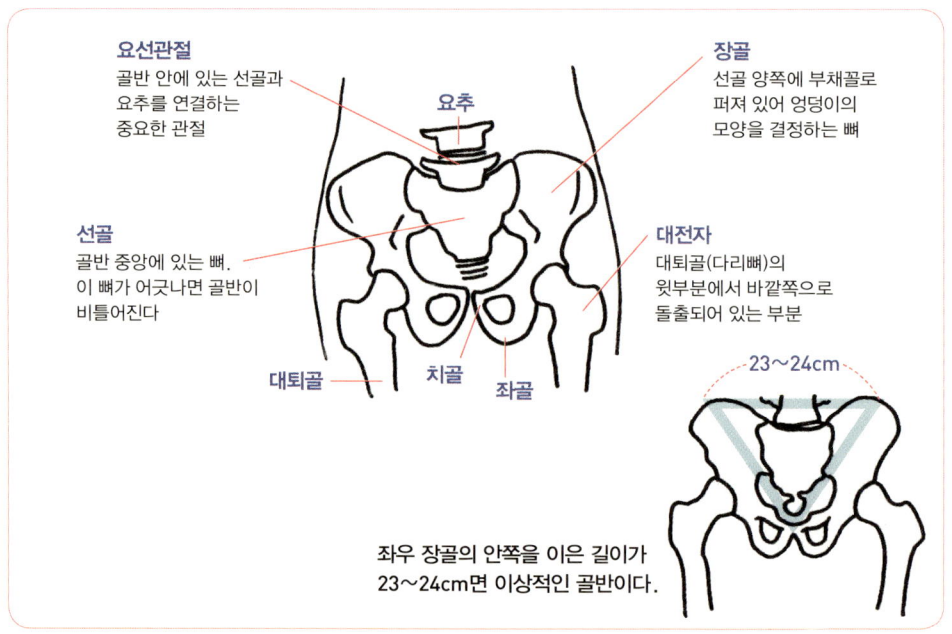

요선관절
골반 안에 있는 선골과 요추를 연결하는 중요한 관절

요추

장골
선골 양쪽에 부채꼴로 퍼져 있어 엉덩이의 모양을 결정하는 뼈

선골
골반 중앙에 있는 뼈. 이 뼈가 어긋나면 골반이 비틀어진다

대전자
대퇴골(다리뼈)의 윗부분에서 바깥쪽으로 돌출되어 있는 부분

대퇴골   **치골**   **좌골**

23~24cm

좌우 장골의 안쪽을 이은 길이가 23~24cm면 이상적인 골반이다.

근육

엉덩이 라인을 만드는 주요 근육

엉덩이를 형성하는 여러 근육들 중에서 가장 중요한 것이 바로 대둔근과 중둔근이다. 이 두 근육은 일상생활에서 잘 사용하지 않기 때문에 지방이 매우 쉽게 붙게 된다. 다른 근육들 역시 세심하게 신경 쓰지 않으면 골반이 비틀어지는 데 큰 영향을 미친다. 우선 평소에 사용하지 않던 근육을 자극을 주어 풀어주는 단계부터 시작하자. 갑자기 심한 운동을 하면 오히려 근육에 무리를 줄 수 있으므로, 서두르지 말고 단계적으로 차근차근 한다는 생각으로 운동에 임하자.

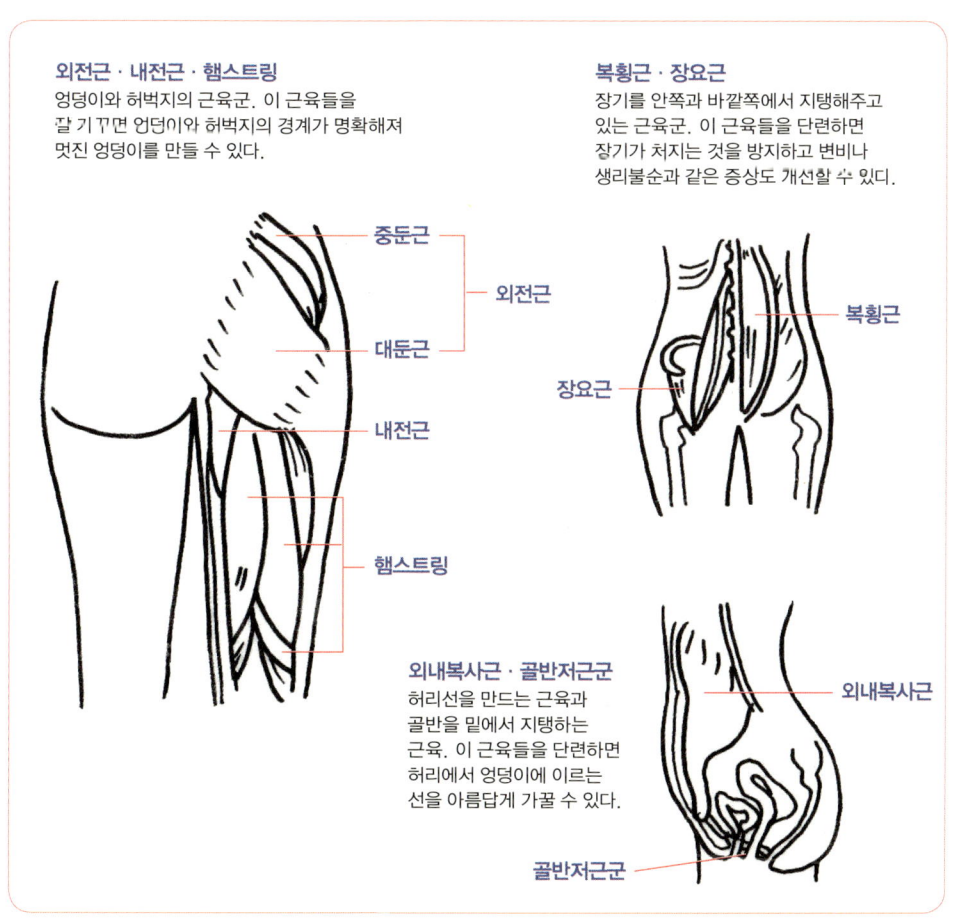

외전근 · 내전근 · 햄스트링
엉덩이와 허벅지의 근육군. 이 근육들을 잘 기끄면 엉덩이와 허벅지의 경계가 명확해져 멋진 엉덩이를 만들 수 있다.

복횡근 · 장요근
장기를 안쪽과 바깥쪽에서 지탱해주고 있는 근육군. 이 근육들을 단련하면 장기가 처지는 것을 방지하고 변비나 생리불순과 같은 증상도 개선할 수 있디.

중둔근
외전근
대둔근
내전근
햄스트링

복횡근
장요근

외내복사근 · 골반저근군
허리선을 만드는 근육과 골반을 밑에서 지탱하는 근육. 이 근육들을 단련하면 허리에서 엉덩이에 이르는 선을 아름답게 가꿀 수 있다.

외내복사근
골반저근군

다이어트의 효과를 매일 실감하고 싶다면 반드시 자신의 엉덩이 사이즈를 체크하라. 단, 주의할 점은 매번 같은 위치를 재야 한다는 것이다. 위치가 조금만 차이가 나도 사이즈가 달라질 수 있으므로 사이즈를 재는 의미가 없다. 늘 같은 위치를 잴 수 있도록 바르게 측정하는 방법을 익히자. 매일 체크하면 작은 변화라도 바로바로 알 수 있어 다이어트의 의욕을 북돋는 데 도움이 될 것이다.

균형 잡힌 엉덩이를 만드는
셀프 체크

Check 1 엉덩이 사이즈 측정 방법

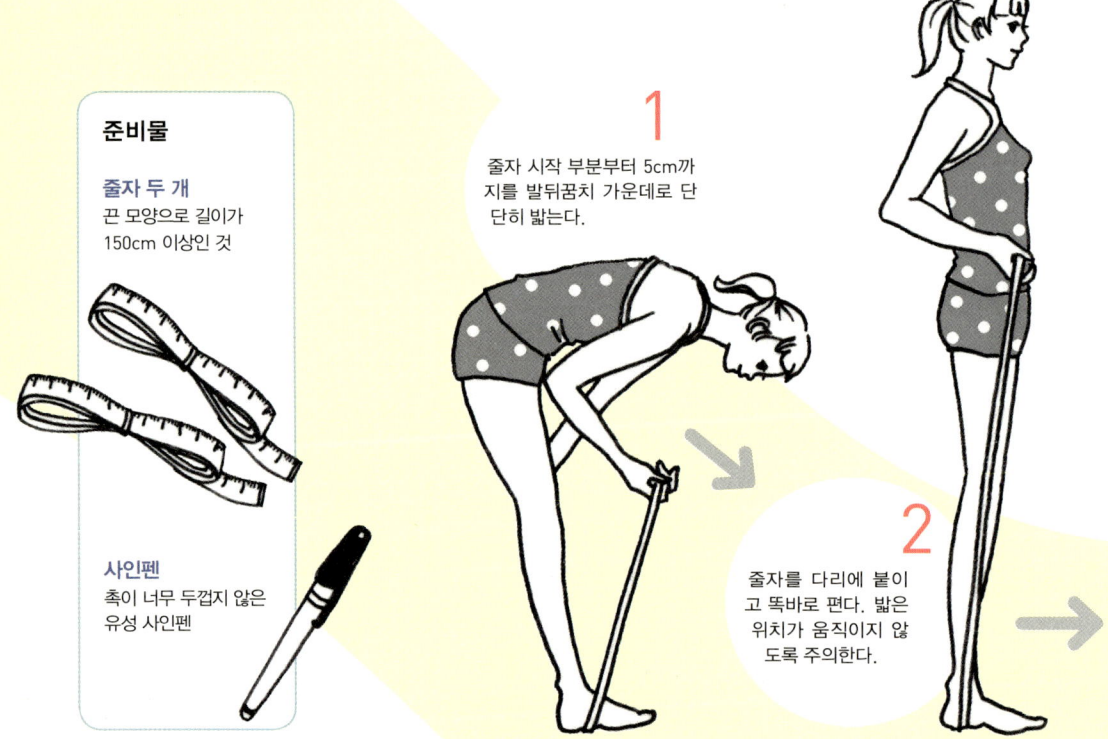

준비물

줄자 두 개
끈 모양으로 길이가
150cm 이상인 것

사인펜
촉이 너무 두껍지 않은
유성 사인펜

1
줄자 시작 부분부터 5cm까
지를 발뒤꿈치 가운데로 단
단히 밟는다.

2
줄자를 다리에 붙이
고 똑바로 편다. 밟은
위치가 움직이지 않
도록 주의한다.

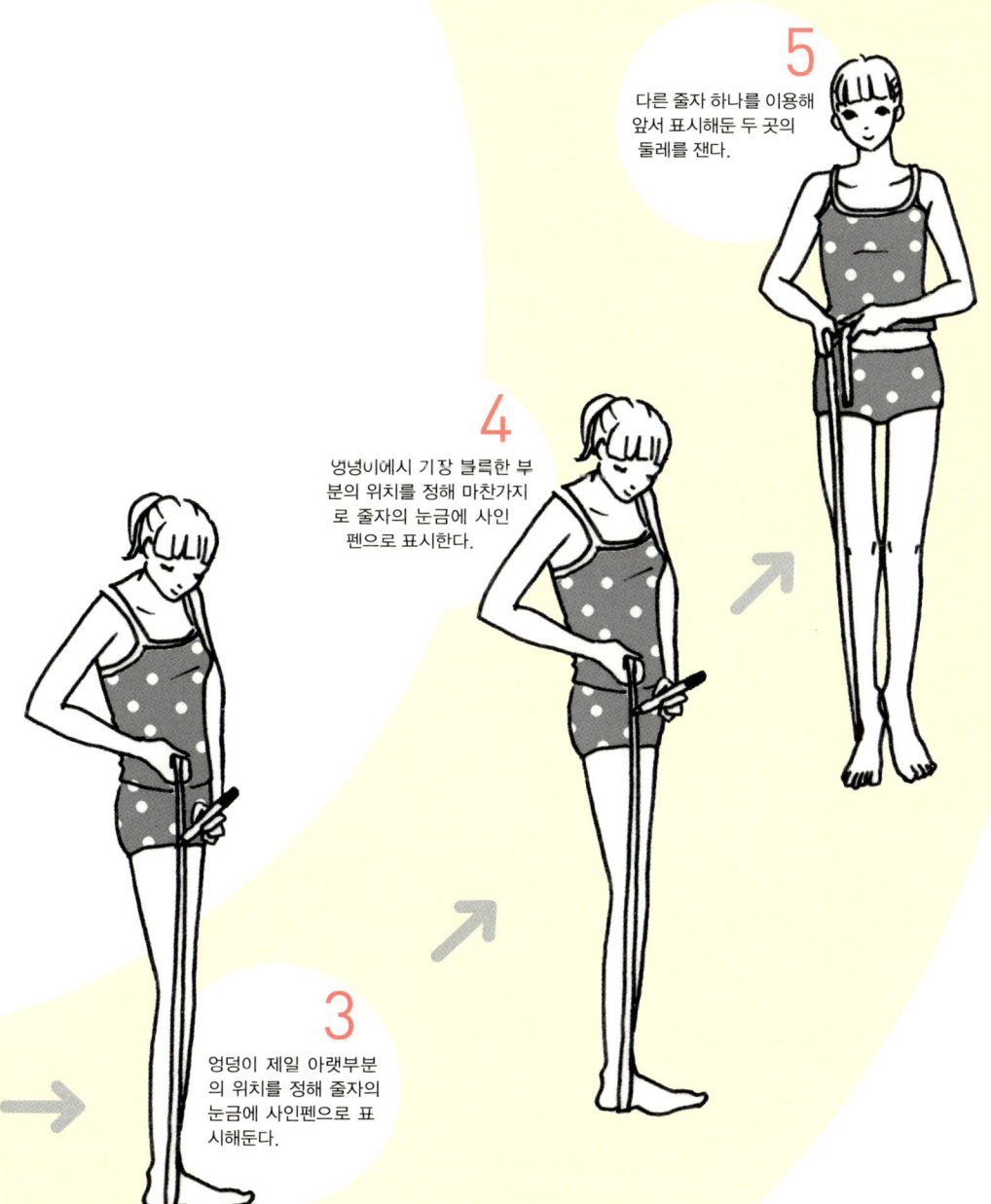

5

다른 줄자 하나를 이용해
앞서 표시해둔 두 곳의
둘레를 잰다.

4

엉덩이에서 기장 블룩한 부
분의 위치를 정해 마찬가지
로 줄자의 눈금에 사인
펜으로 표시한다.

3

엉덩이 제일 아랫부분
의 위치를 정해 줄자의
눈금에 사인펜으로 표
시해둔다.

날씬하고 예쁘게 힙업된 엉덩이를 만들려면 현재 자신의 엉덩이가 어떤 유형인지 정확하게 파악해야 한다. 자신의 엉덩이 유형을 알면 엉덩이 모양이 흐트러진 원인이 무엇인지, 앞으로 무엇을 개선하고 어떻게 운동하면 좋을지 알 수 있다. 이 책에서는 각 유형별로 어떤 운동을 몇 회나 실시해야 하는지 상세하게 제시해놓았다. 다음은 보기 싫은 엉덩이의 전형적인 세 가지 유형이다. 거울에 자신의 엉덩이를 비추어 보고 어떤 유형인지 판단해보기 바란다.

Check 2 나의 엉덩이 유형 진단

편평한 엉덩이
골반이 벌어지고 근육에 힘이 없는 탓에 엉덩이 살이 늘어져 본래의 탄력과 볼륨을 잃은 납작한 엉덩이.

★ 이런 사람이 편평한 엉덩이가 되기 쉽다
＊ 운동 부족인 사람
＊ 다리를 꼬고 앉는 사람

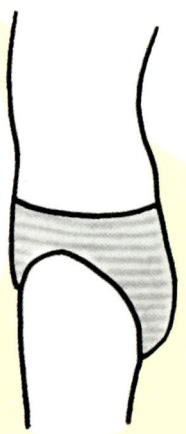

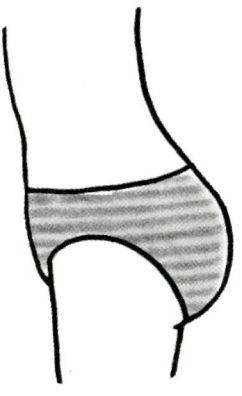

오리 엉덩이

본래 부드러운 S자 곡선을 그려야 하는 등뼈가
좋지 않은 자세 때문에 직선이 되고, 그 영향으로
골반이 앞으로 기울면서 뒤로 쑥 빠진 엉덩이.

★ 이런 사람이 오리 엉덩이가 되기 쉽다
* 자세가 안 좋은 사람(고양이 등)
* 걷기 힘든 하이힐을 자주 신는 사람

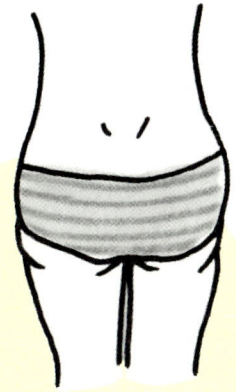

처진 엉덩이

골반이 벌어져 있어 허리둘레가 두껍고,
전체적으로 근육이 밑으로 처져 있다.
허벅지와의 경계 외에도 이중, 삼중으로 살이
불룩불룩 튀어나온 엉덩이.

★ 이런 사람이 처진 엉덩이가 되기 쉽다
* 오랫동안 앉아서 일하는 사람
* 너무 작은 속옷을 입는 사람

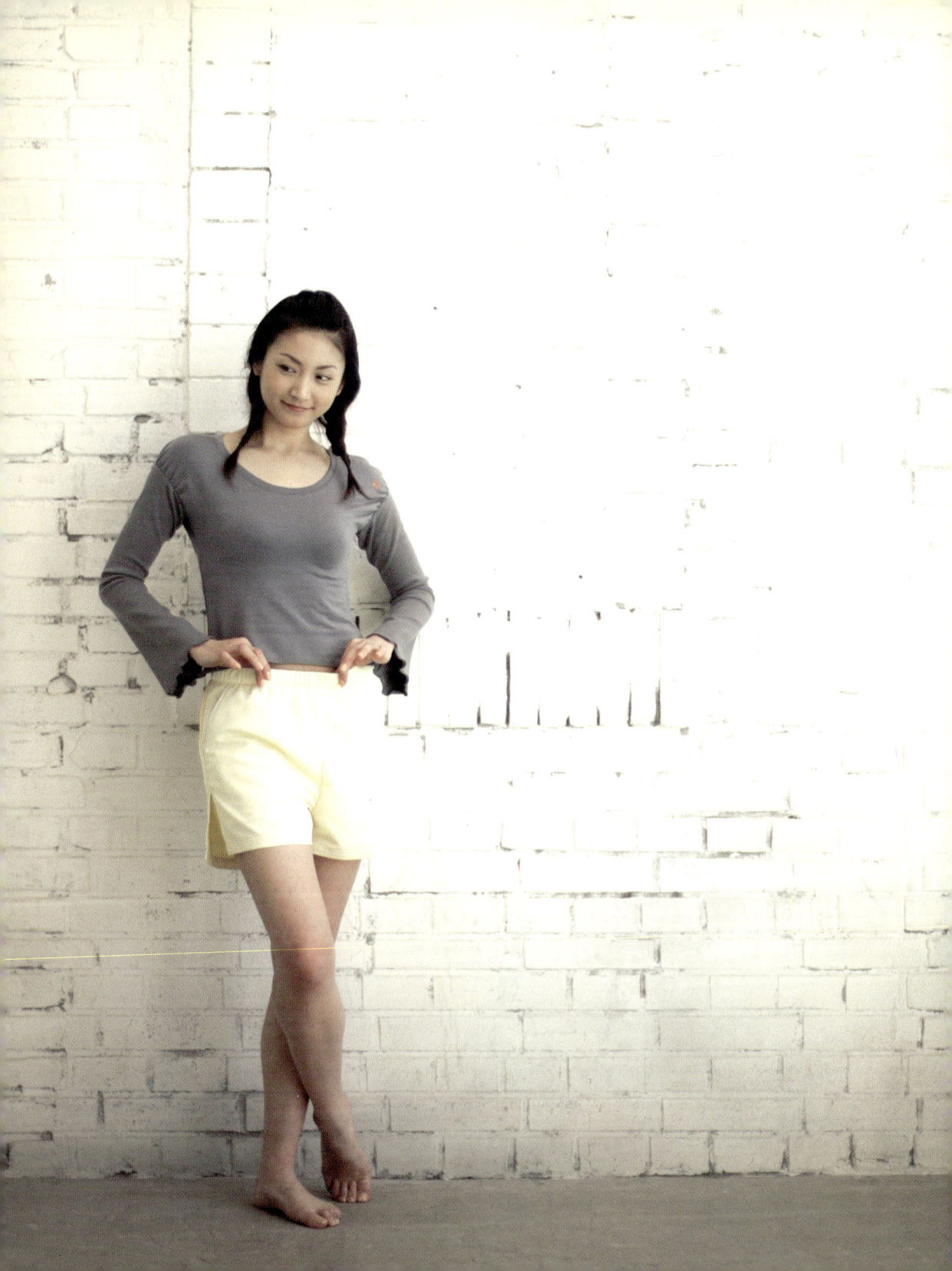

하체의 부기를
제거하는 기본 스트레칭

엉덩이 다이어트의 시작인 1, 2일째에는 제일 먼저 하체의 부기를 근본적으로 제거해 가
뿐한 엉덩이를 만든다. 비틀어진 골격 교정, 대사기능 향상에도 탁월한 효과가 있다.

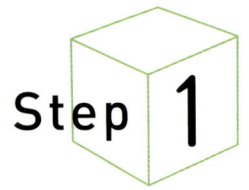

Step 1

아침

대사기능을 향상하는 스트레칭

우선 잠들어 있는 근육부터 깨워주자. 몸을 크게 쭉 늘이면 대사기능이 향상되어 몸 전체가 활성화된다. 대사기능이 향상되면 지방이 잘 붙지 않는 체질이 된다.

엉덩이 유형별 운동 횟수

편평한 엉덩이 ··· **3세트**
처진 엉덩이 ··· **5세트**
오리 엉덩이 ··· **3세트**

출근 시간

골격의 균형을 바로잡는 기본 워킹

바른 자세와 워킹은 몸매를 가꾸는 기본이다. 처음에는 어렵고 힘들겠지만 익숙해지고 나면 몸에 불필요한 부담이 가해지지 않는다는 것을 느끼게 될 것이다.

엉덩이 유형별 운동 횟수

세 유형 모두 되도록
많이 걷는다

저녁식사 전

퉁퉁 부은 하체의 부기를 빼는 10초 포즈

림프의 순환이 원활하지 않으면 수분과 노폐물이 쌓여 부기를 유발한다. 부기는 반드시 그날그날 제거해야 한다. 10초 포즈로 림프절을 자극해 부기를 없앤다.

엉덩이 유형별 운동 횟수

편평한 엉덩이 ··· **5세트**
처진 엉덩이 ··· **5세트**
오리 엉덩이 ··· **3세트**

저녁식사 후

혈액순환과 부기 제거에 좋은 스트레칭

천천히 몸을 풀어 혈액순환을 촉진하면 차츰 부기가 빠질 것이다. 이 스트레칭은 골반의 균형을 잡아주는 효과도 있다.

엉덩이 유형별 운동 횟수
편평한 엉덩이 … **3세트**
처진 엉덩이 … **5세트**
오리 엉덩이 … **5세트**

취침 전

비틀린 온몸을 바로잡는 교정 운동

골격은 평소의 사소한 행동만으로도 비틀어질 수 있다. 비틀어진 부분이 있다면 취침 전에 바로잡아서 비틀린 상태가 그다음 날까지 이어지지 않도록 하자. 이 운동은 어깨 결림과 두통에도 효과가 있다.

엉덩이 유형별 운동 횟수
세 유형 모두 적어도
3세트씩은 실시한다

아침 ● 대사기능을 향상하는 스트레칭

대사기능을 향상한다는 것은 근육을 튼튼하게 만들어 몸을 활성화하는 것을 말한다. 대사
기능이 향상되면 지방이 잘 붙지 않는 체질이 된다. 아침은 하루를 시작하는 시간이다. 우
선 잠들어 있던 근육을 깨워 몸의 엔진을 가동시키자. 온몸을 쭉 늘이면 대사기능이 월등
하게 향상된다.

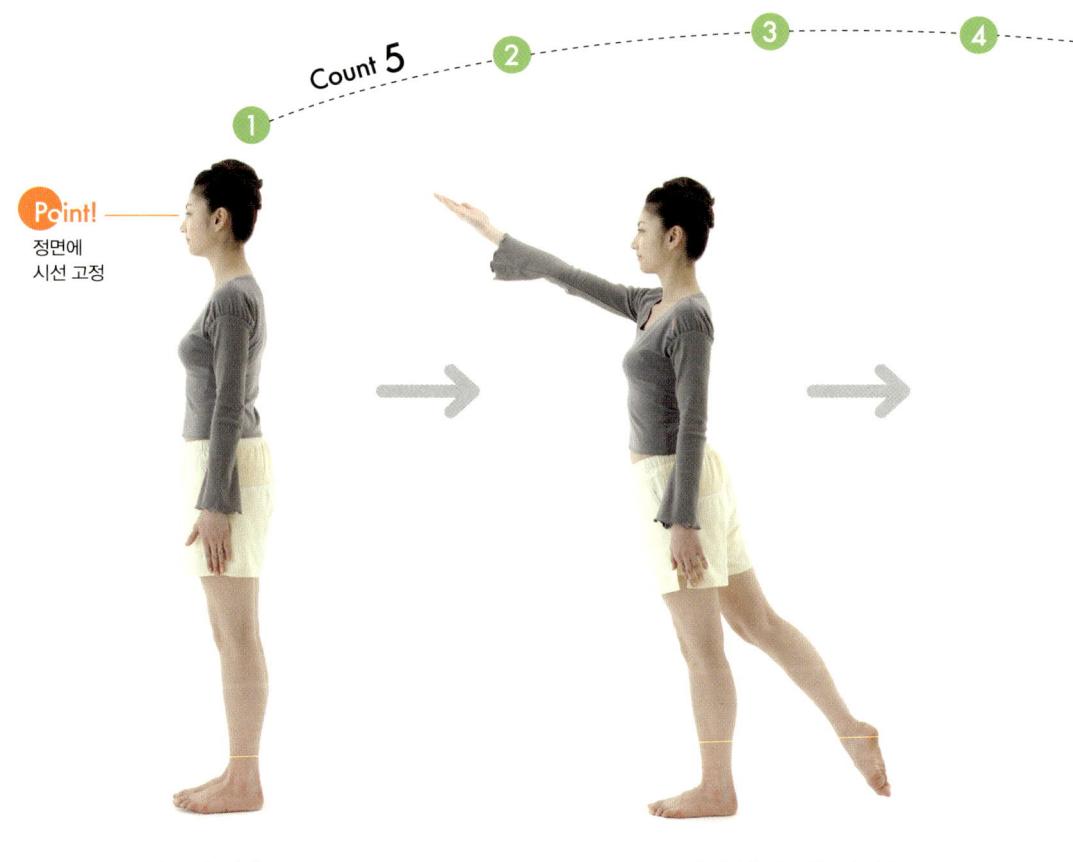

Count 5

Point!
정면에
시선 고정

1 등을 쭉 펴고 눈은
정면을 바라본다. 손가락
끝은 가볍게 뻗어준다.

2 손바닥을 위로 향하게 해서
오른팔은 위로, 오른쪽
다리는 뒤로 똑바로 올린다.

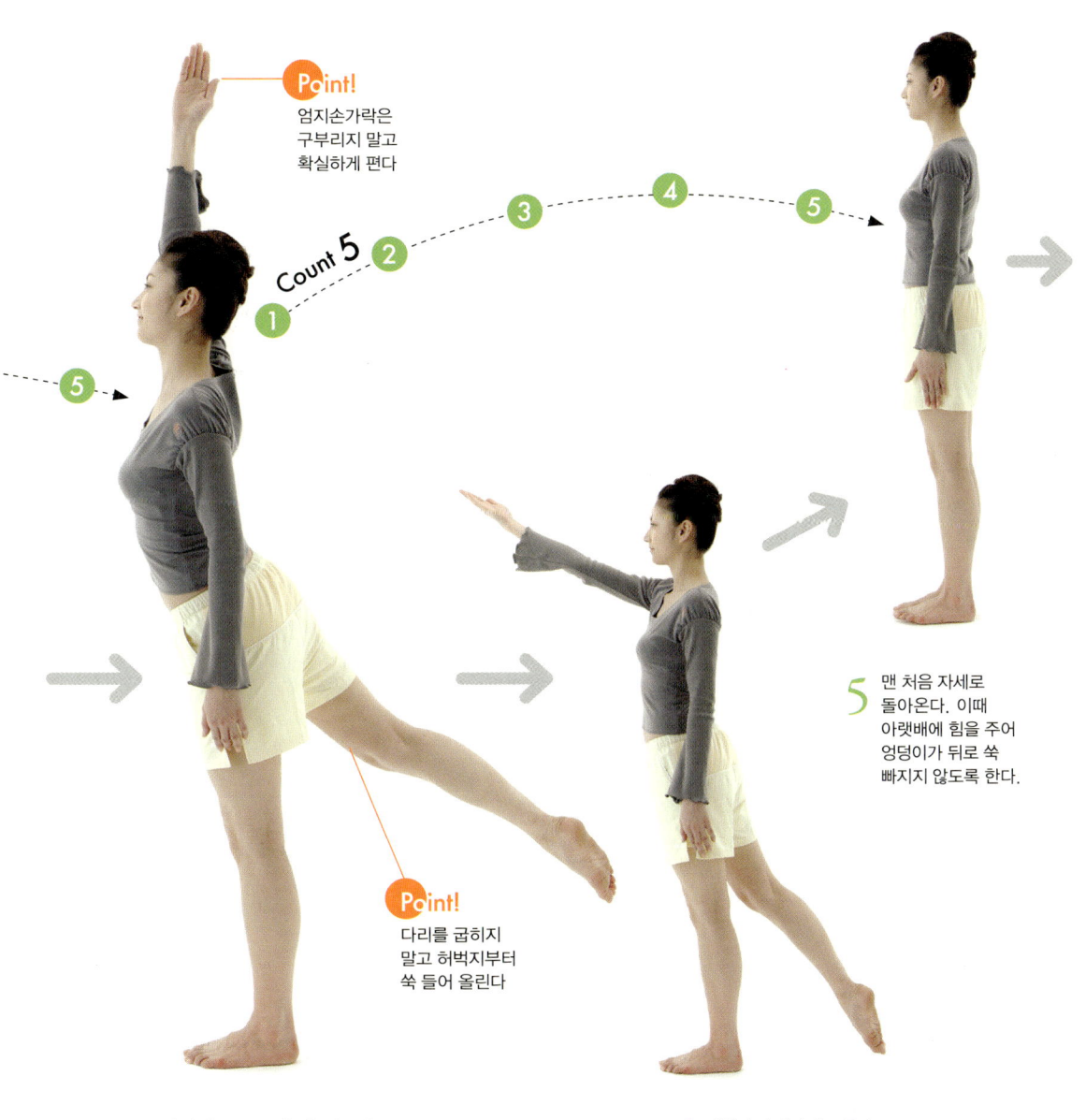

Point!
엄지손가락은
구부리지 말고
확실하게 편다

Count **5**

Point!
다리를 굽히지
말고 허벅지부터
쑥 들어 올린다

3 손가락 끝으로 하늘을 찌른다는
   느낌으로 팔을 끝까지 올려준다. 다리는
   무리하지 말고 올릴 수 있는 곳까지만
   들어 올린다. (1~3번 동작을 다섯까지
   세면서 실시한다.)

4 다섯까지 세면서 오른팔,
   오른 다리를 천천히 원래
   위치로 되돌린다.

5 맨 처음 자세로
   돌아온다. 이때
   아랫배에 힘을 주어
   엉덩이가 뒤로 쑥
   빠지지 않도록 한다.

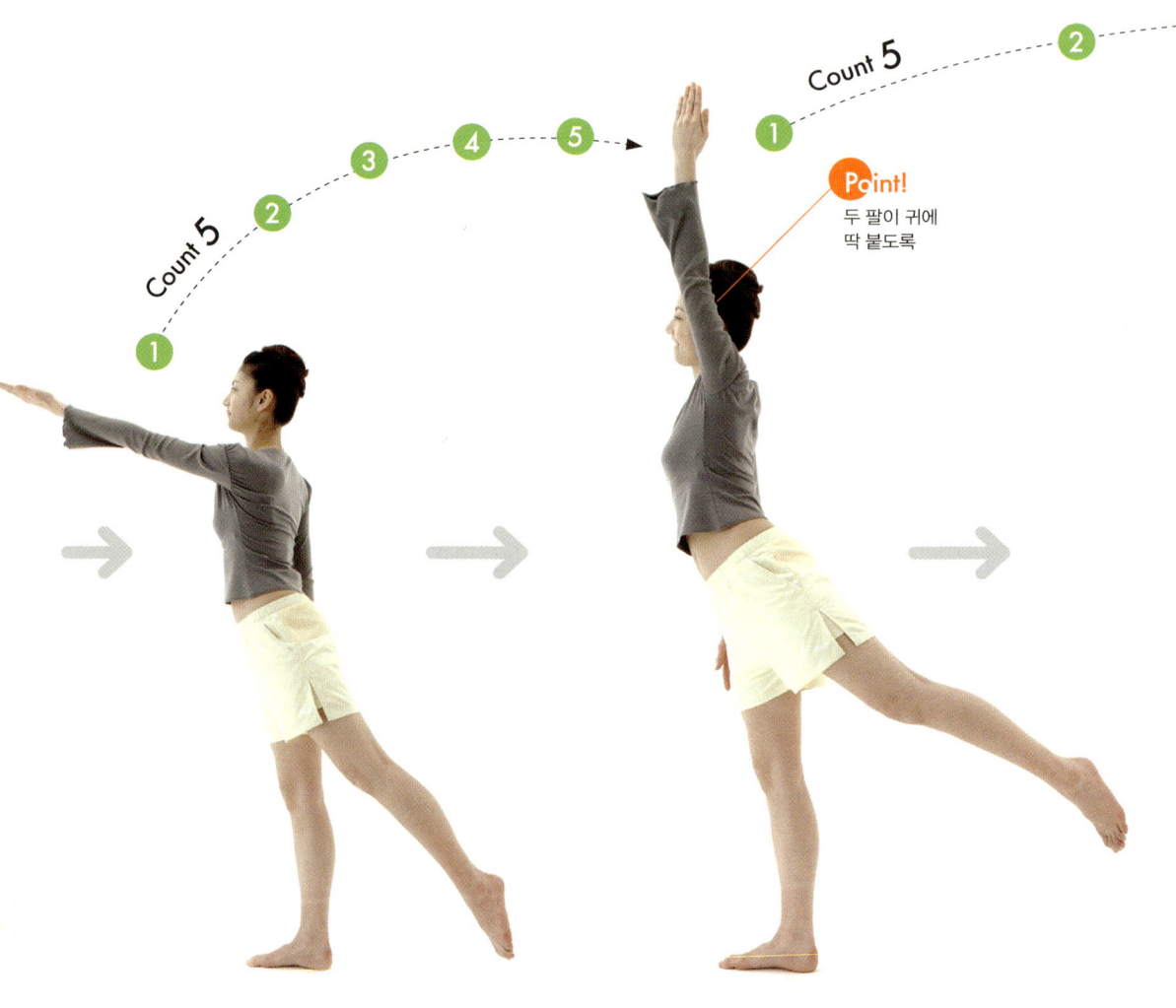

Count 5

1 2 3 4 5

Count 5

1 2

Point!
두 팔이 귀에
딱 붙도록

6 같은 방법으로 왼팔과 왼쪽
다리도 올려준다. 손가락
끝까지 신경을 집중해서
똑바로 올린다.

7 팔을 끝까지 들어 올렸을 때
귀 옆에 닿게 한다. 다리는
무리하지 말고 올릴 수 있는
위치까지만 들어 올린다.

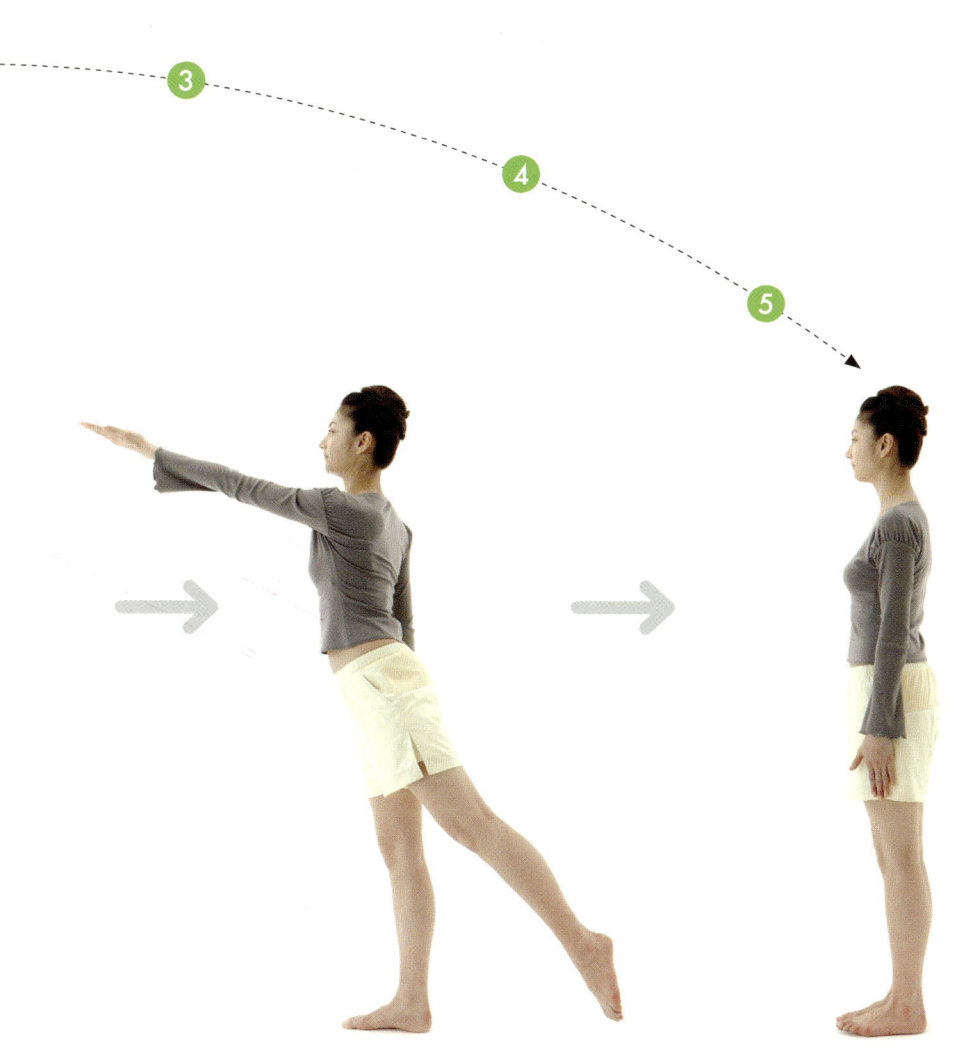

8 다섯을 세면서 왼팔,
왼쪽 다리를 천천히
원래 위치로 되돌린다.

9 처음 자세로 돌아온다.
몸속부터 후끈후끈
따뜻해지는 느낌이
들면 합격.

출근 시간 ● 골격의 균형을 바로잡는 기본 워킹

평소 무심코 지나치는 걸음걸이 하나도 온몸의 골격과 근육에 큰 영향을 미친다. 자세가 좋지 않거나 걸음걸이가 바르지 않으면 골격의 균형이 무너져 엉덩이에서 다리로 이어지는 바디라인이 흐트러진다. 매일 바른 자세로 걷는 것이 아름다운 엉덩이를 만드는 첫걸음임을 기억하라.

워킹 기본 자세

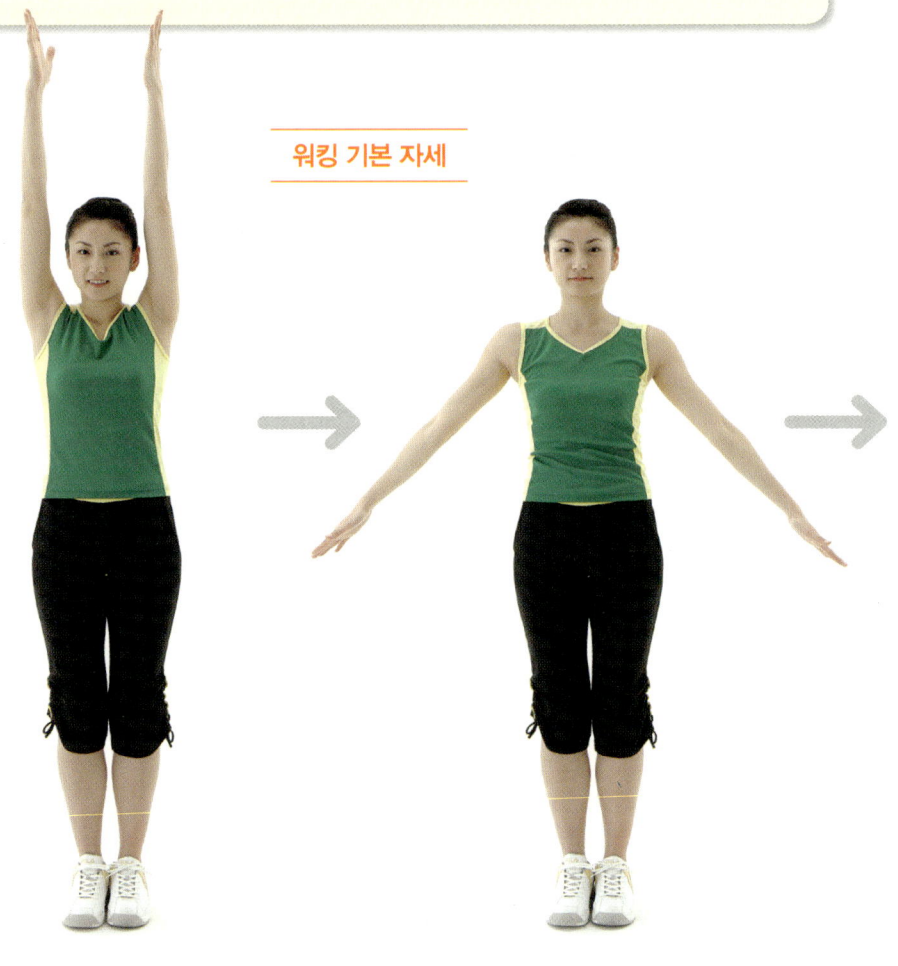

1 양발의 엄지발가락을 붙이고 서서 양팔을 위로 쭉 편다. 턱을 당겨 정면을 바라본다.

2 심호흡을 할 때처럼 팔을 양옆으로 천천히 내린다.

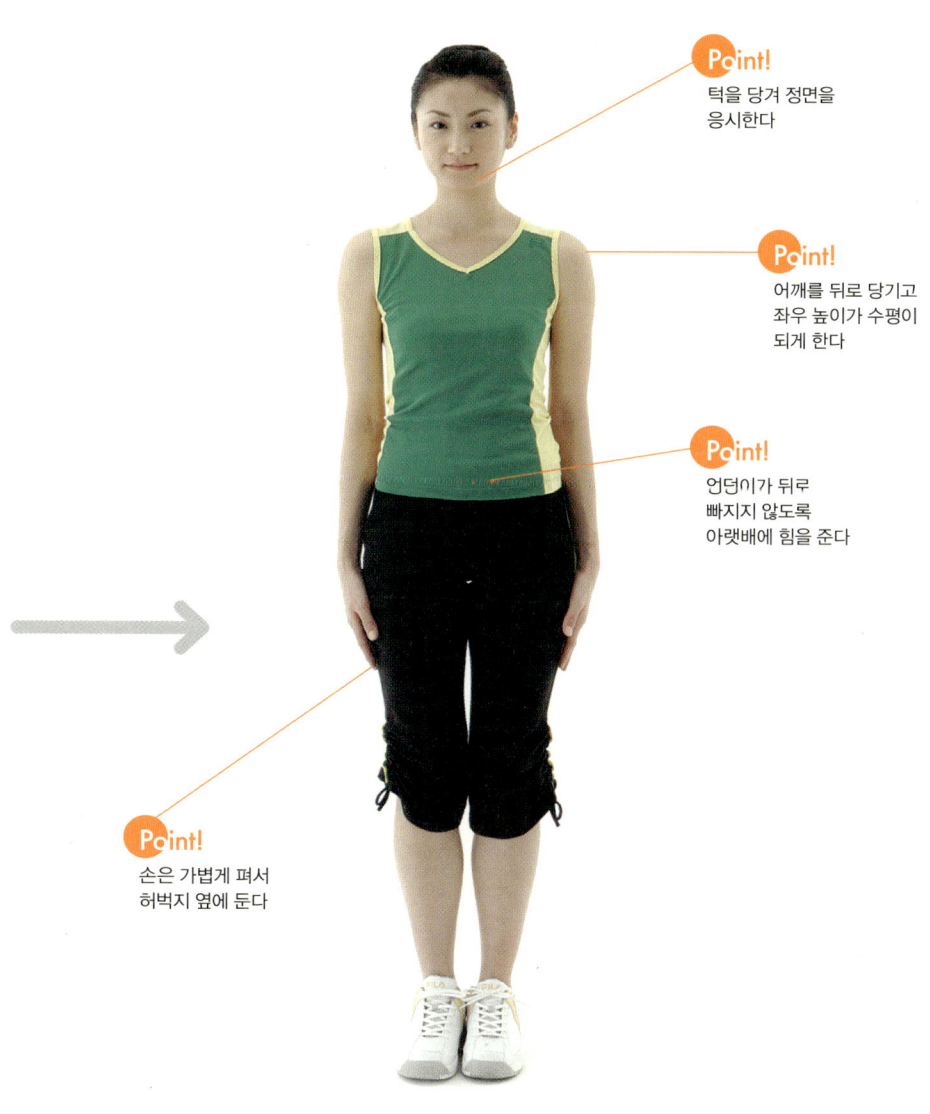

턱을 당겨 정면을
응시한다

어깨를 뒤로 당기고
좌우 높이가 수평이
되게 한다

엉덩이가 뒤로
빠지지 않도록
아랫배에 힘을 준다

손은 가볍게 펴서
허벅지 옆에 둔다

3 머리끝에서 발끝까지
일직선을 이룬다는
느낌으로 자세를 취한다.

|Side Version|

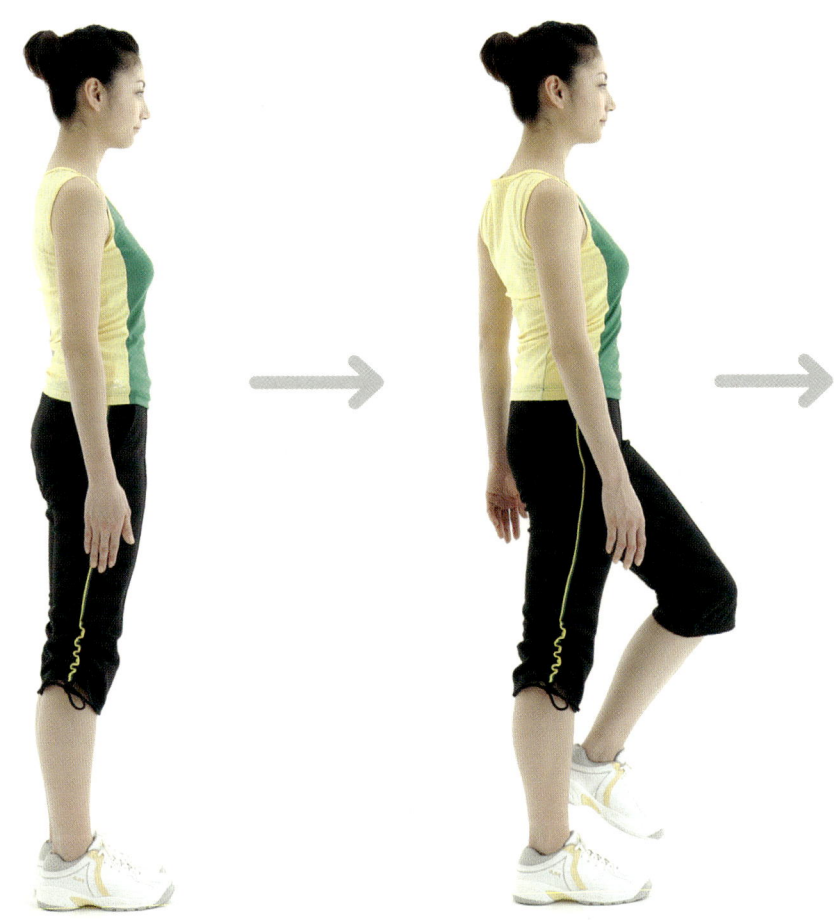

1 앞 페이지의 기본 자세(동작 3)
  에서 시작한다. 벽을 등지고
  섰을 때 머리, 어깨, 엉덩이,
  종아리, 뒤꿈치의 다섯 군데가
  벽에 붙는다는 느낌으로 선다.

2 기본 자세가 흐트러지지 않도록
  등을 곧게 편 채, 바닥에 닿아
  있는 발의 중심을 뒤꿈치에서
  발끝으로 옮긴다. 발끝이 약간
  바깥쪽을 향하도록 한다.

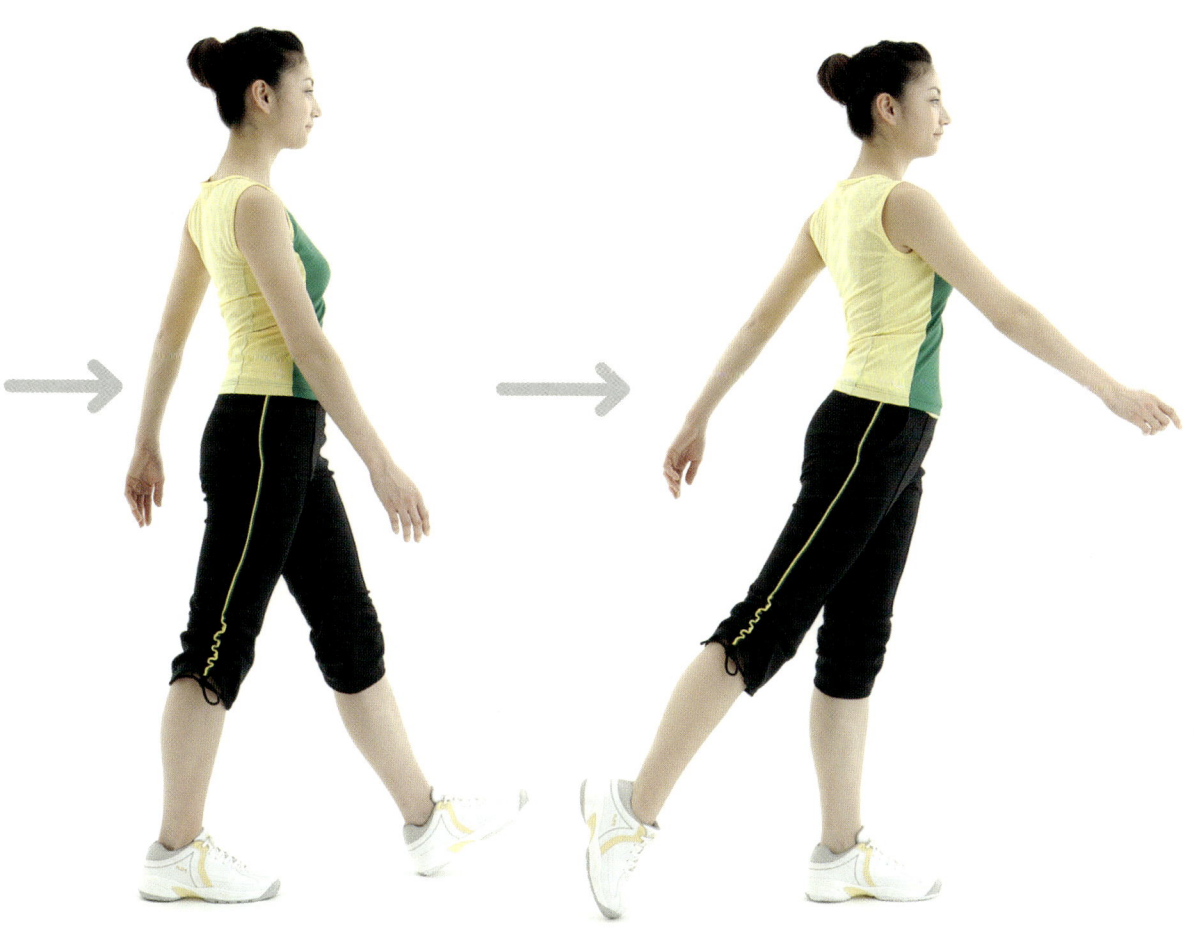

3 팔은 크게 흔들고 보폭은 넓게
한다. 다리를 내디딜 때는 무릎을
똑바로 펴고 뒤꿈치부터 땅에 닿게
한다. 엉덩이를 안쪽으로 꽉 조여
뒤로 빠지지 않도록 한다.

4 상체가 앞에 있는 다리의 무릎
바로 위에 위치하도록 한다. 뒤로
차고 나간 다리는 무릎 뒤쪽을
완전히 펴준다. 직선 위를 똑바로
걸어간다는 느낌으로 걷는다.

저녁이 되면 다리가 퉁퉁 붓는 사람이 많다. 평소의 사소한 동작이나 앉는 습관도 골반의 비틀림을 유발하고, 이 때문에 림프의 흐름이 원활하지 않게 되어 부기가 생긴다. 부기는 반드시 그날그날 제거해야 한다. 이 포즈는 허벅지 시작 부분에 있는 림프절을 자극하여 불필요한 수분과 노폐물을 배출시켜 하체의 대사기능을 촉진한다.

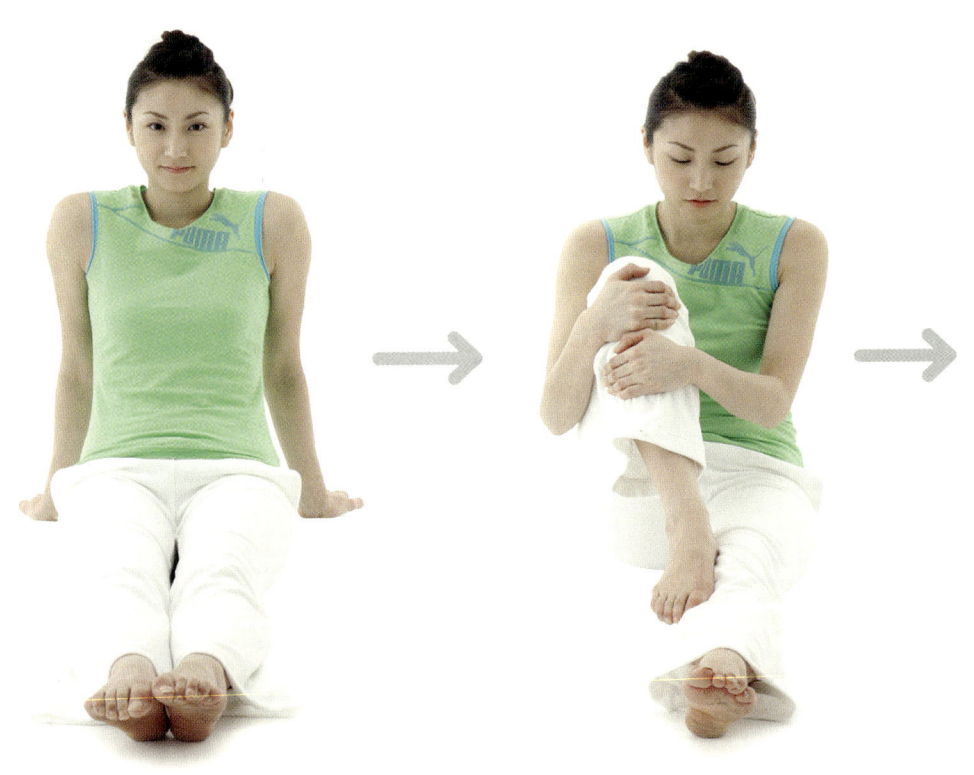

1 손으로 뒤쪽 바닥을 짚어 몸을 지탱한다. 얼굴은 자연스럽게 정면을 향하고 편안한 자세를 취한다.

2 오른쪽 무릎을 굽혀 두 팔로 감싸 안는다. 몸이 앞으로 기울어지지 않도록 주의한다.

Pose 10 초

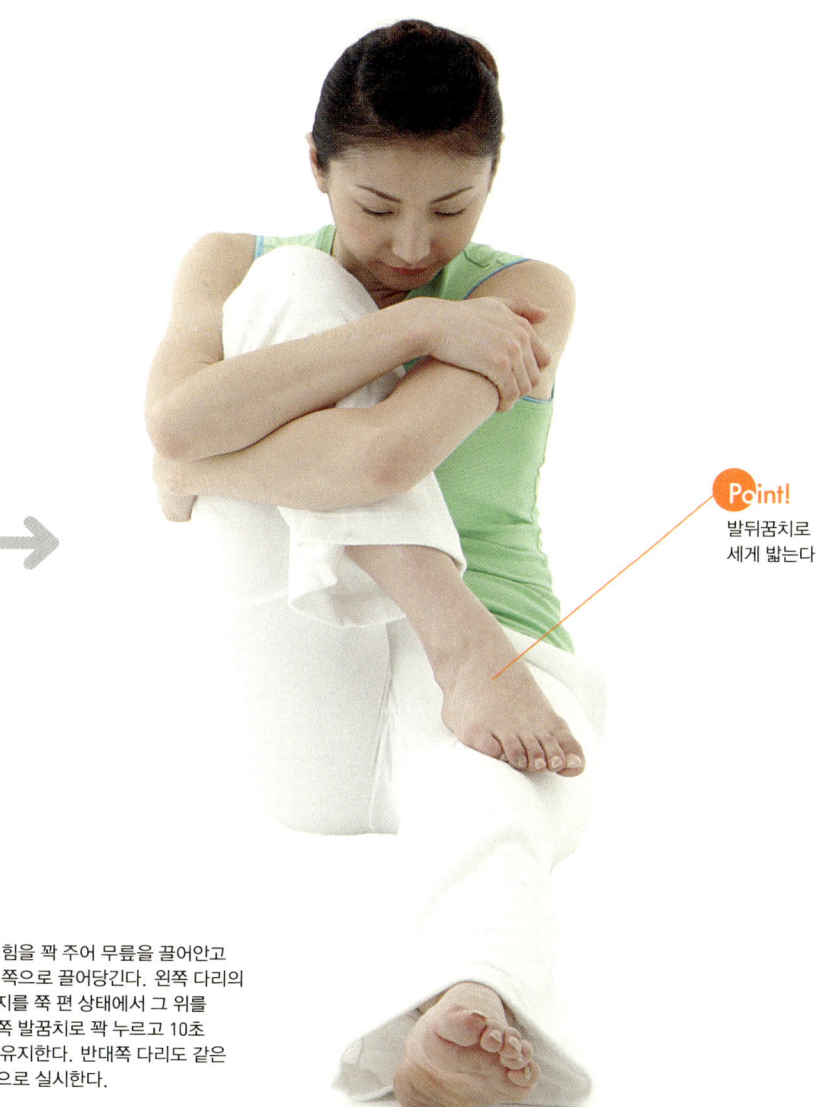

Point!
발뒤꿈치로
세게 밟는다

3 팔에 힘을 꽉 주어 무릎을 끌어안고
가슴 쪽으로 끌어당긴다. 왼쪽 다리의
허벅지를 쭉 편 상태에서 그 위를
오른쪽 발꿈치로 꽉 누르고 10초
동안 유지한다. 반대쪽 다리도 같은
방법으로 실시한다.

저녁식사 후 ● 혈액순환과 부기 제거에 좋은 스트레칭

저녁식사 후에는 편안하게 몸을 이완시켜주도록 한다. 다리 안쪽의 근육이 딱딱해지면 혈액순환을 방해해 부기가 풀리지 않은 채로 만성화될 수 있다. 이 스트레칭은 골반의 균형을 잡아주면서 하체 근육을 풀어주어 혈액순환을 촉진한다. '오늘 쌓인 부기는 오늘 바로 제거해야 한다'는 사실을 다시 한 번 명심하자.

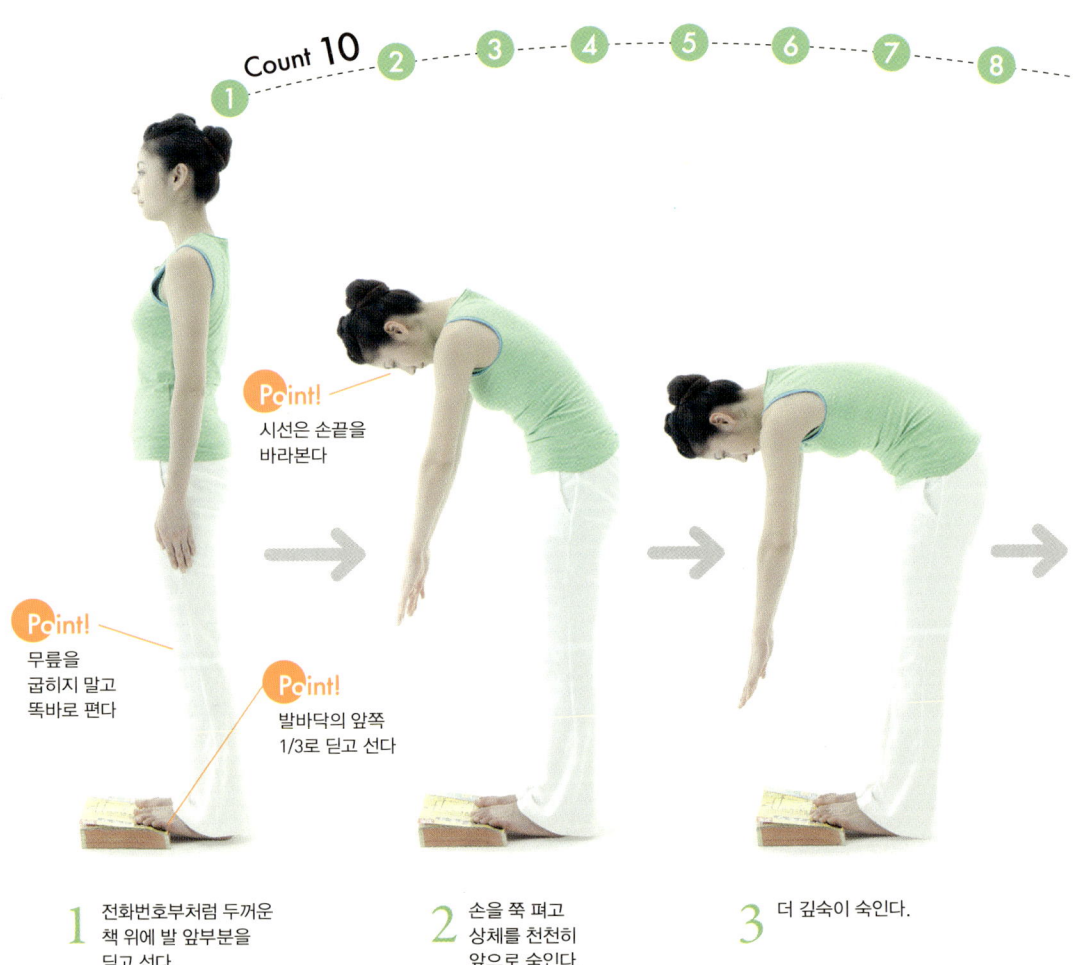

Count 10
1 2 3 4 5 6 7 8

Point! 시선은 손끝을 바라본다

Point! 무릎을 굽히지 말고 똑바로 편다

Point! 발바닥의 앞쪽 1/3로 딛고 선다

1 전화번호부처럼 두꺼운 책 위에 발 앞부분을 딛고 선다.

2 손을 쭉 펴고 상체를 천천히 앞으로 숙인다.

3 더 깊숙이 숙인다.

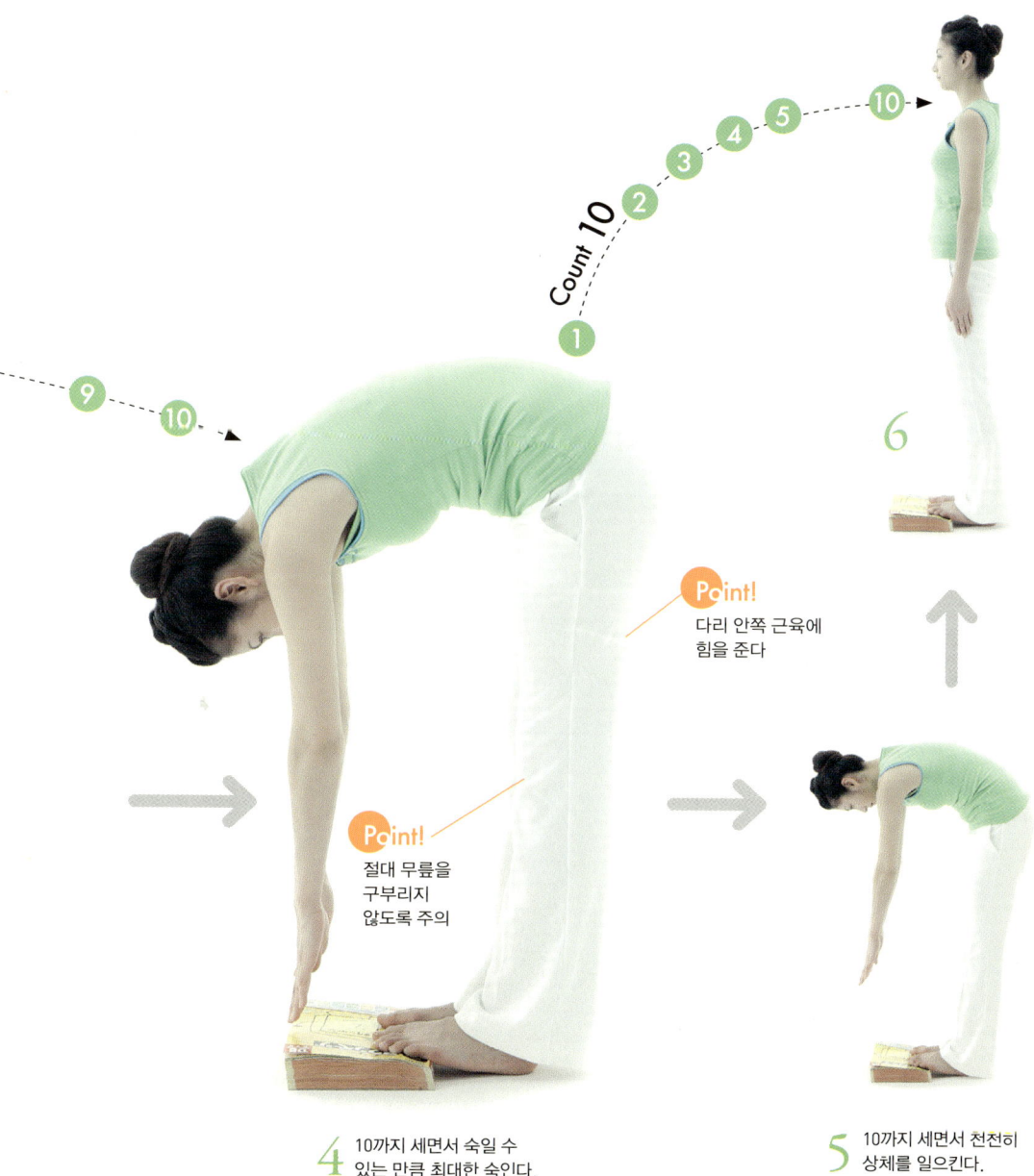

Point!
다리 안쪽 근육에
힘을 준다

Point!
절대 무릎을
구부리지
않도록 주의

6

4 10까지 세면서 숙일 수
있는 만큼 최대한 숙인다.

5 10까지 세면서 천천히
상체를 일으킨다.

취침 전 ● 비틀린 온몸을 바로잡는 교정 운동

온몸의 골격이 균형을 이루게 하는 것이 몸매를 가꾸는 기본이다. 다음 날 최상의 컨디션으로 하루를 시작하기 위해서도 취침 전에 하루 동안 비틀린 골격을 바로잡아 몸의 균형을 맞추는 것이 좋다. 등을 비롯한 전신의 근육을 쭉 펴고 머리의 위치를 낮춰 혈액순환을 원활하게 한다. 이 운동은 어깨 결림과 두통을 완화하는 효과도 있다.

1 다리를 쭉 펴고 똑바로 눕는다. 양발의 엄지발가락과 발뒤꿈치 안쪽을 붙인다.

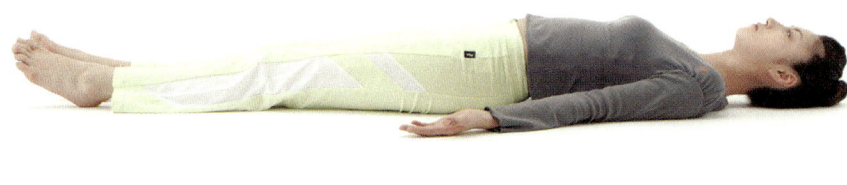

2 발목이 90도가 되도록 발가락 끝을 세운다. 손을 벌리고 손바닥이 위를 향하게 한다.

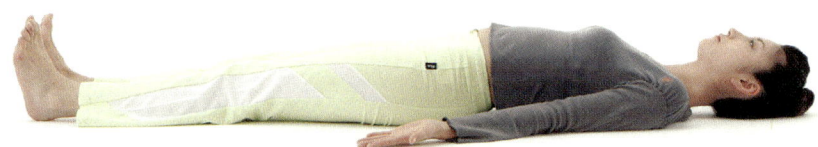

3 등을 들어 올리고 턱을 쑥 내밀어 정수리를 바닥에 붙인다.

4 머리, 팔, 엉덩이 세 곳으로 몸을
지탱하며 다리를 들어 올린다.
3초 동안 그 자세를 유지한다.

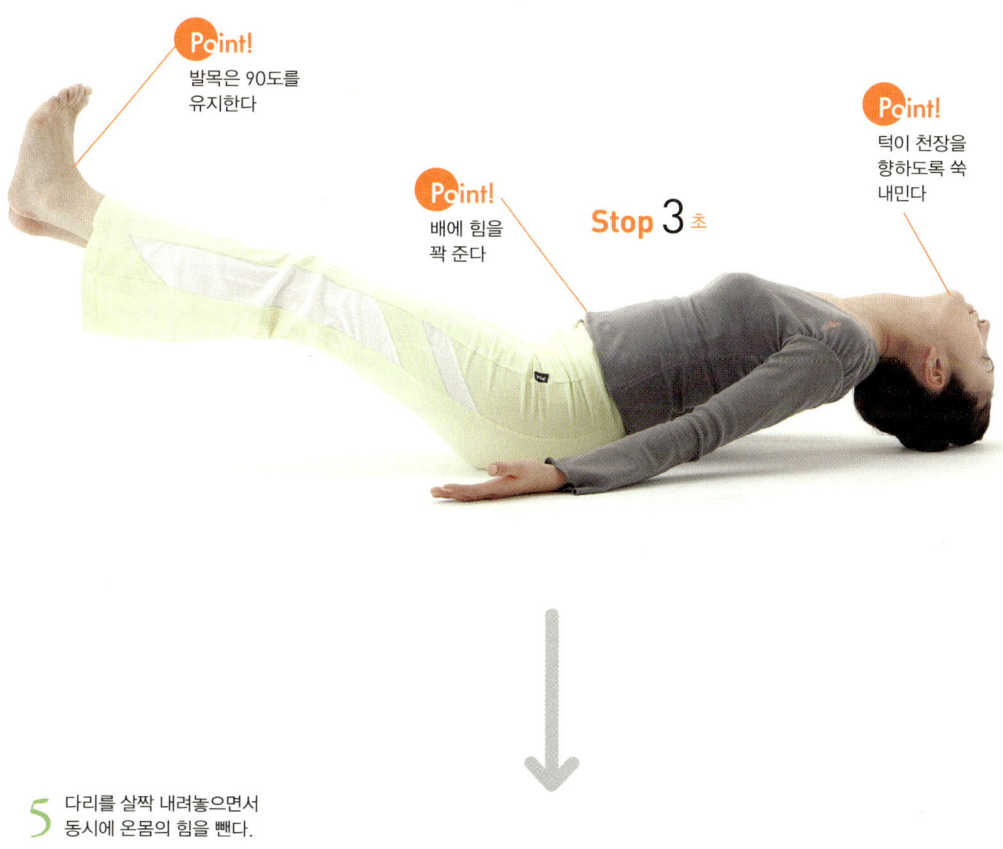

Point!
발목은 90도를
유지한다

Point!
배에 힘을
꽉 준다

Stop 3초

Point!
턱이 천장을
향하도록 쑥
내민다

5 다리를 살짝 내려놓으면서
동시에 온몸의 힘을 뺀다.

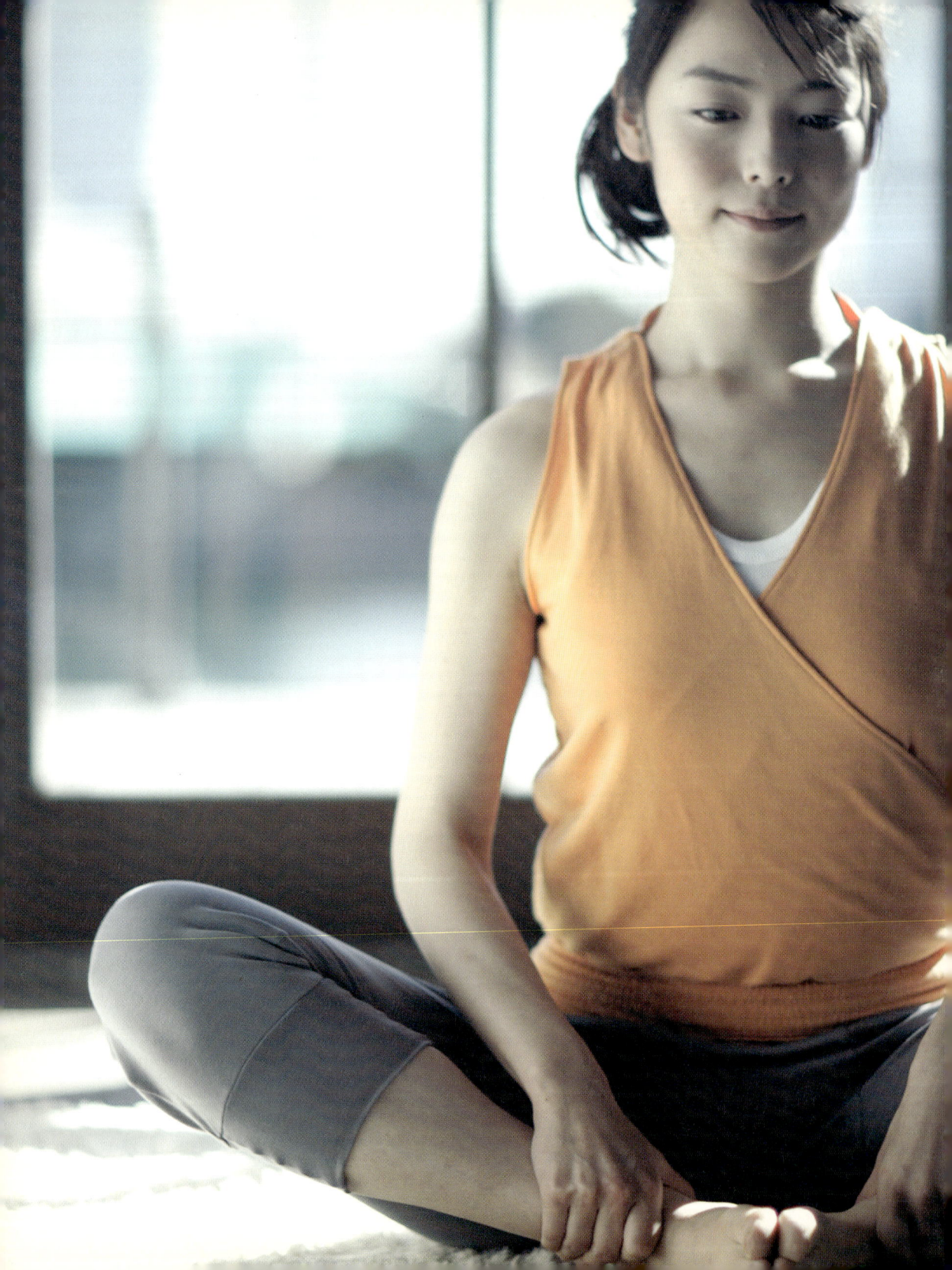

군살과 지방을 없애는
다이어트 스트레칭

3, 4일째에는 근육 속의 지방 덩어리인 셀룰라이트를 집중 공략한다. 딱딱하게 뭉친 근육을 완전히 풀어주어 군살과 지방이 붙지 않는 엉덩이로 변신할 수 있다.

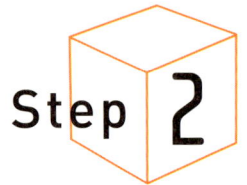

아침

잠들어 있는 근육을 깨우는 스트레칭

아침에 눈을 뜨자마자 스트레칭을 해서 자는 동안 굳은 근육과 관절을 충분히 늘려준다. 일어났을 때 결리는 부분을 풀어주면 개운하고 편안한 기분으로 하루를 시작할 수 있다.

엉덩이 유형별 운동 횟수
편평한 엉덩이 ··· 2세트
처진 엉덩이 ··· 5세트
오리 엉덩이 ··· 5세트

점심시간

셀룰라이트를 예방하는 근육 운동

장시간 같은 자세로 앉아 있다 보면 근육의 움직임이 줄어들어 림프액의 순환이 원활하지 않게 되면서 몸속에 노폐물이 쌓여 지방 덩어리로 변하기 쉽다. 가볍게 몸을 움직여 림프의 흐름을 촉진시켜주자.

엉덩이 유형별 운동 횟수
편평한 엉덩이 ··· 3세트
처진 엉덩이 ··· 5세트
오리 엉덩이 ··· 3세트

목욕 시간

몸속에 쌓인 노폐물을 제거하는 15초 포즈

하체 근육을 이완시켜 고관절과 무릎 뒤쪽 림프액의 흐름을 촉진한다. 하루 동안 쌓인 노폐물 배출은 물론이고, 혈액 속에 산소와 영양소가 공급되어 대사기능도 향상된다.

엉덩이 유형별 운동 횟수
편평한 엉덩이 ··· 5세트
처진 엉덩이 ··· 5세트
오리 엉덩이 ··· 3세트

취침 전

지방이 붙지 않는 엉덩이를 만드는 운동

엉덩이 근육의 균형을 잡아주어 지방이 잘 붙지 않는 좌우 대칭
의 엉덩이를 만든다. 자기 전에 관리를 해주면 양질의 근육을 만
드는 데 특히 효과적이다.

엉덩이 유형별 운동 횟수
편평한 엉덩이 … 2세트
처진 엉덩이 … 5세트
오리 엉덩이 … 3세트

아침 • 잠들어 있는 근육을 깨우는 스트레칭

잠에서 막 깨어난 우리 몸은 근육이 뭉쳐 힘줄과 관절의 움직임까지 둔해진 상태다. 아침 스트레칭으로 아직 잠들어 있는 근육을 완전히 깨어나게 해서 곧바로 활동할 수 있는 몸으로 만들자. 상체를 쭉 펴면 잠자는 동안 결렸던 부분이 풀리면서 골반에서 다리로 이어지는 혈액순환도 촉진된다. 몸을 가뿐한 상태로 만들어 기분 좋은 하루를 시작하자.

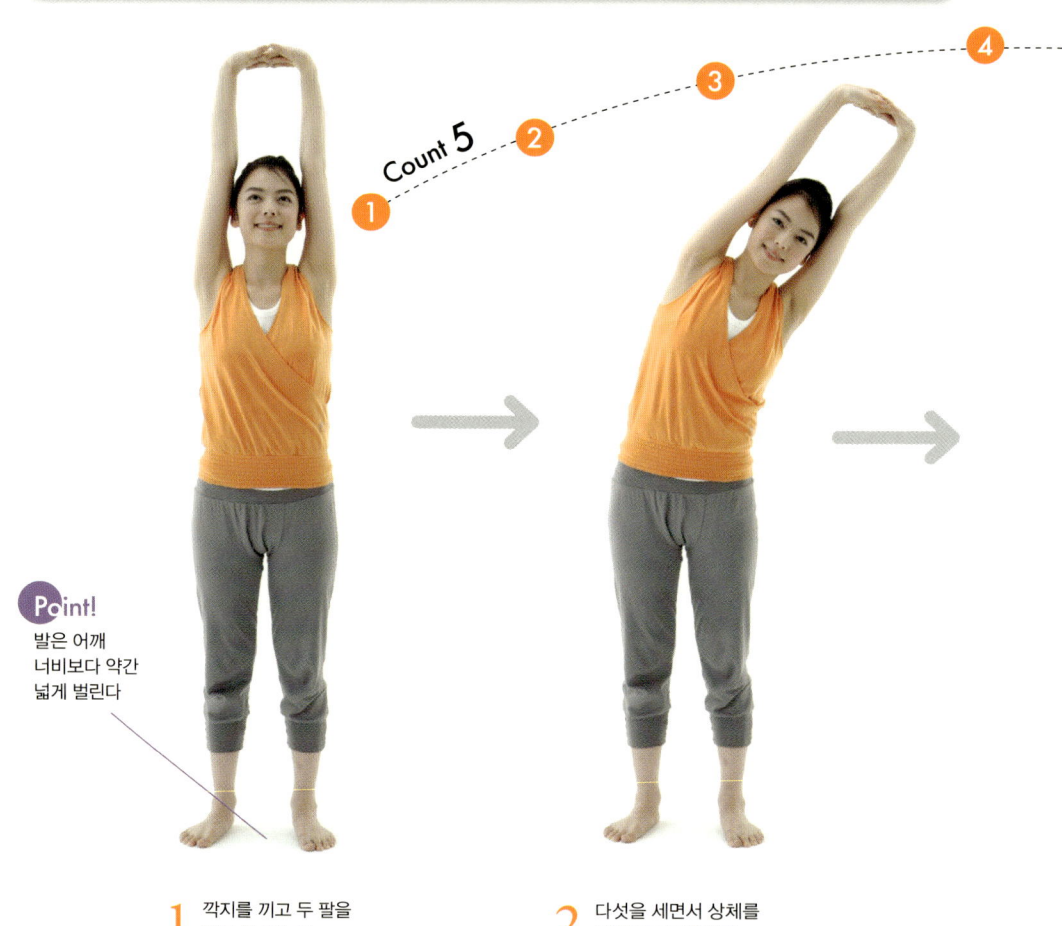

Count 5

Point!
발은 어깨
너비보다 약간
넓게 벌린다

1 깍지를 끼고 두 팔을
위로 쭉 뻗는다.

2 다섯을 세면서 상체를
왼쪽으로 기울인다.

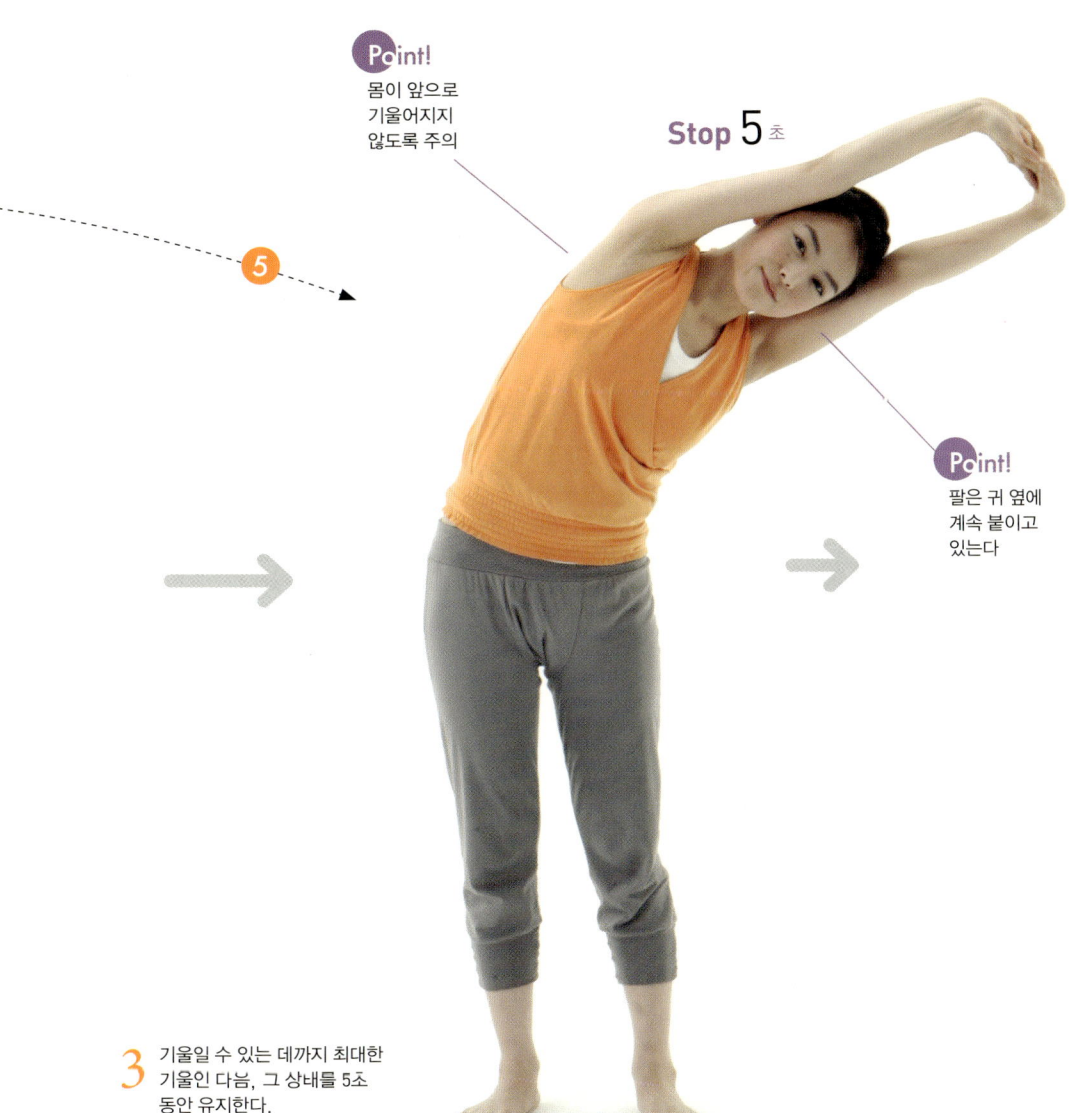

5

Point!
몸이 앞으로
기울어지지
않도록 주의

Stop 5 초

Point!
팔은 귀 옆에
계속 붙이고
있는다

3 기울일 수 있는 데까지 최대한
기울인 다음, 그 상태를 5초
동안 유지한다.

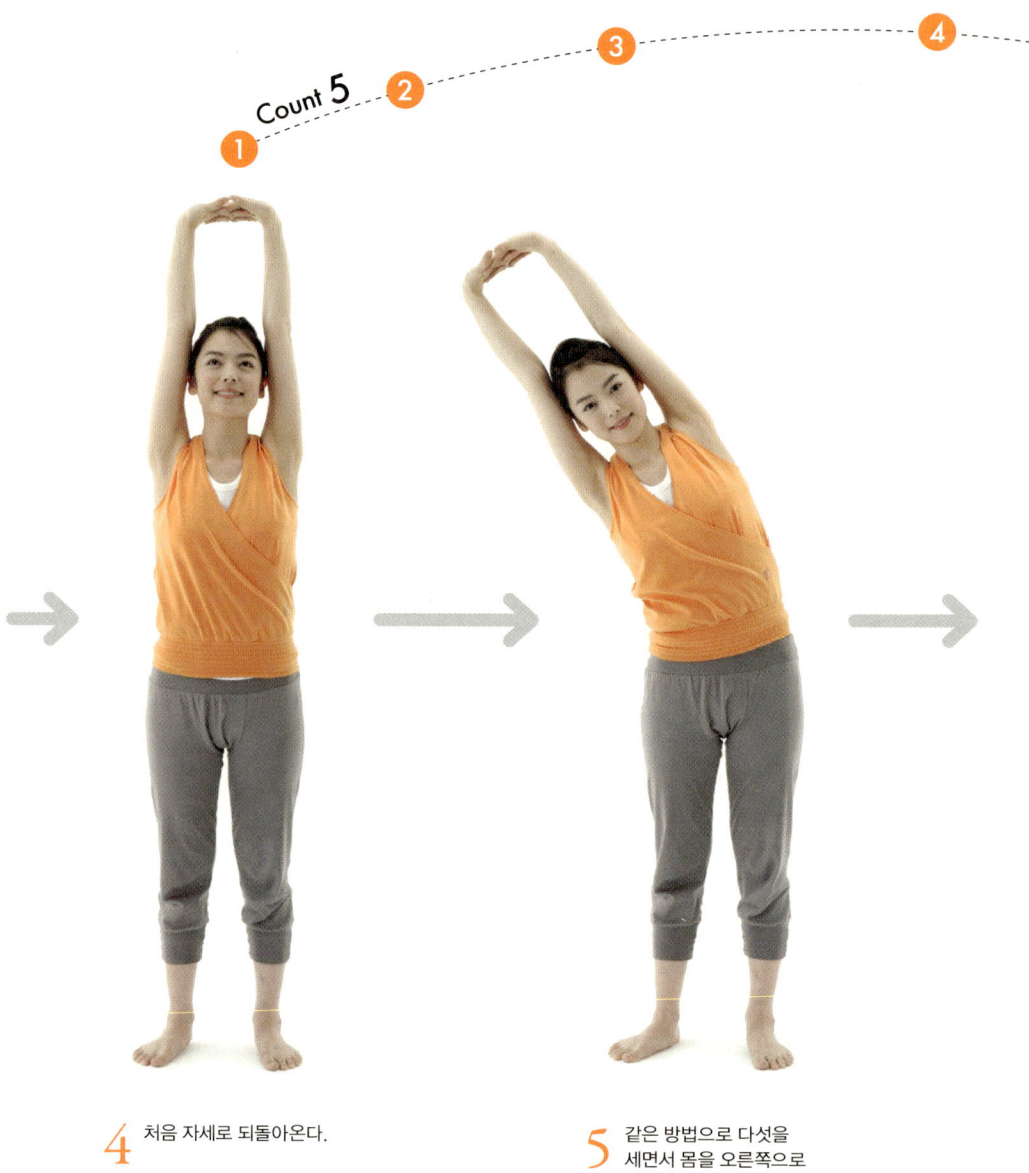

Count **5**

1   2   3   4

4   처음 자세로 되돌아온다.

5   같은 방법으로 다섯을
세면서 몸을 오른쪽으로
기울인다.

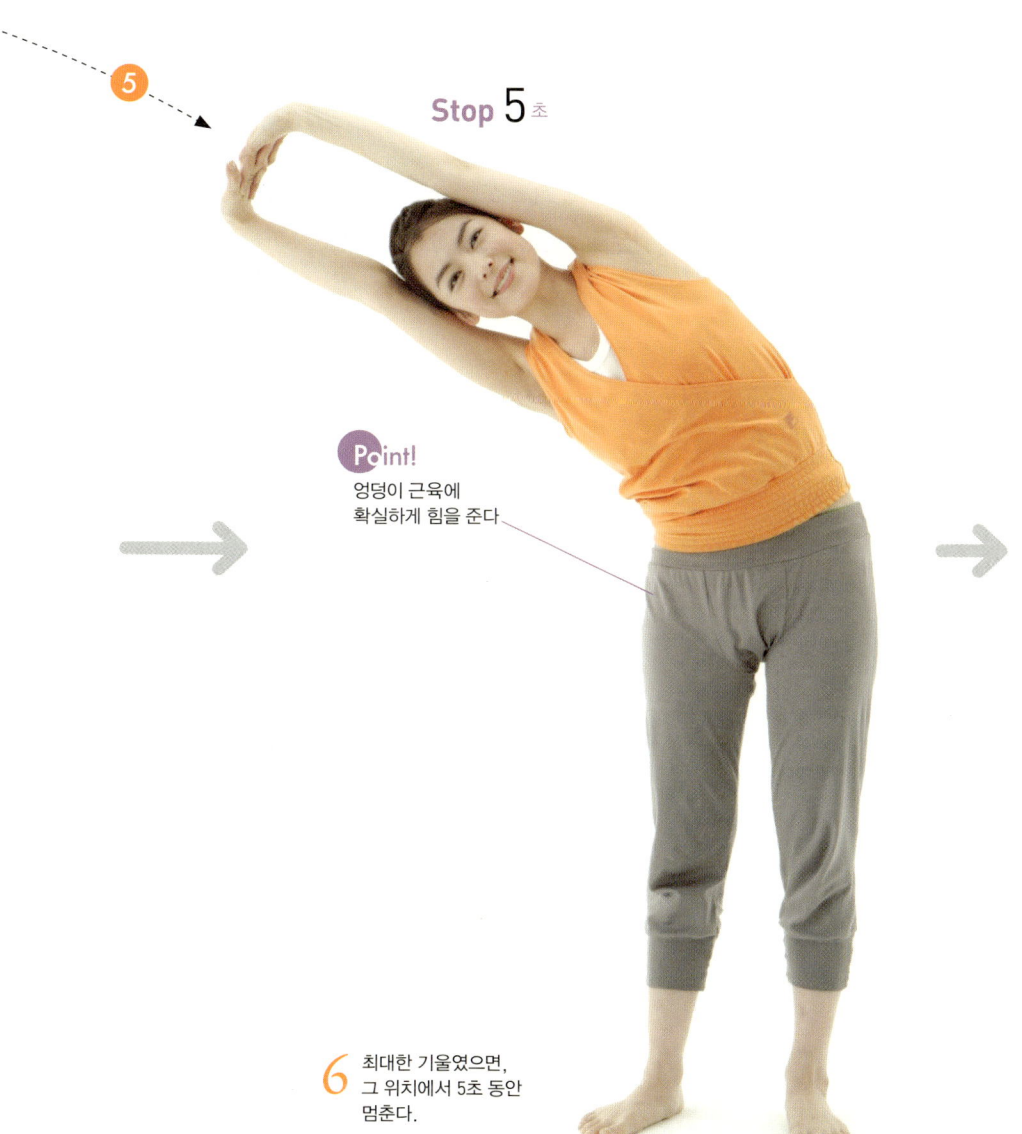

5

Stop 5초

Point!
엉덩이 근육에
확실하게 힘을 준다

6 최대한 기울였으면,
그 위치에서 5초 동안
멈춘다.

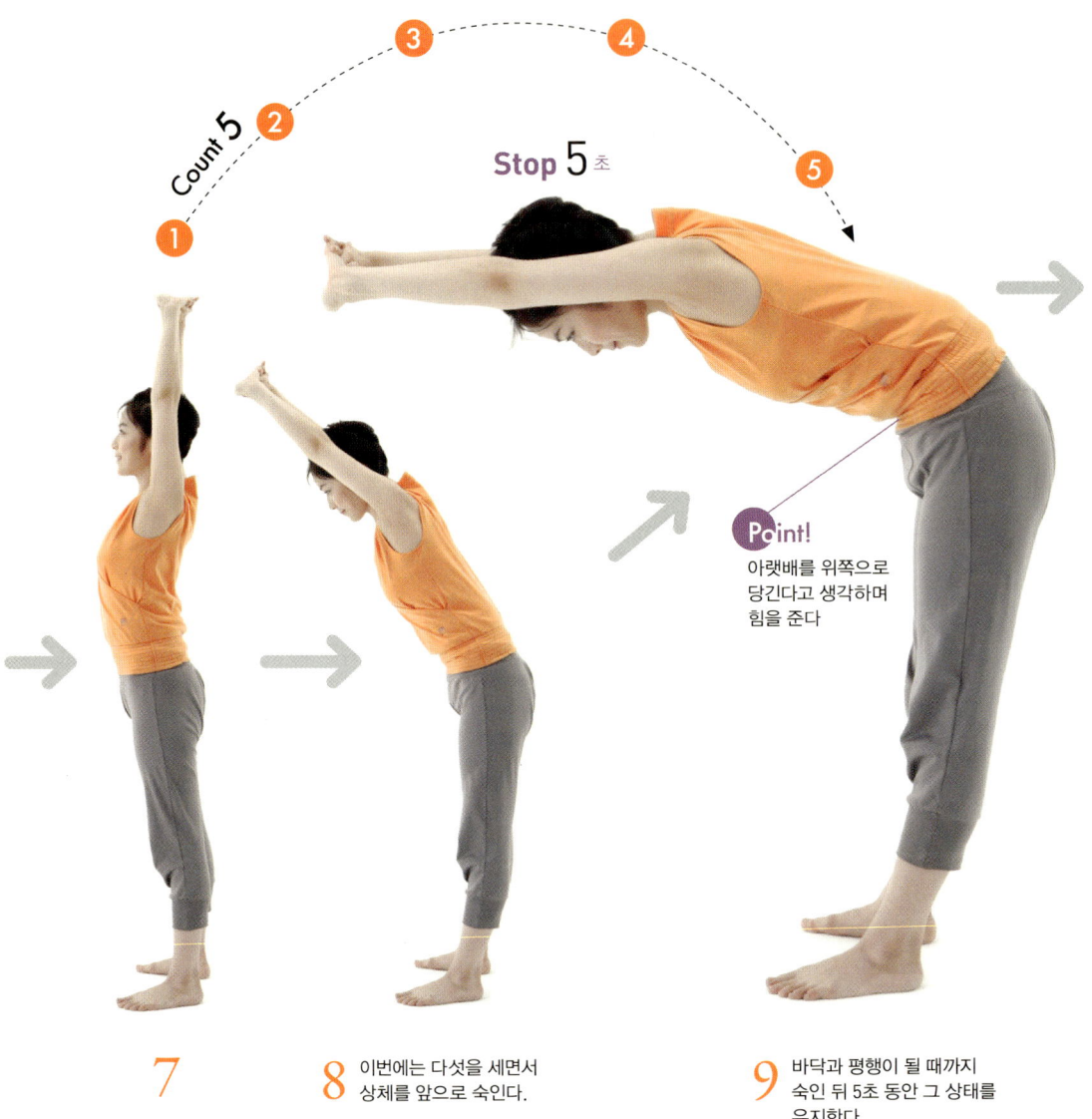

Count 5

Stop 5초

Point!
아랫배를 위쪽으로
당긴다고 생각하며
힘을 준다

7

8 이번에는 다섯을 세면서
상체를 앞으로 숙인다.

9 바닥과 평행이 될 때까지
숙인 뒤 5초 동안 그 상태를
유지한다.

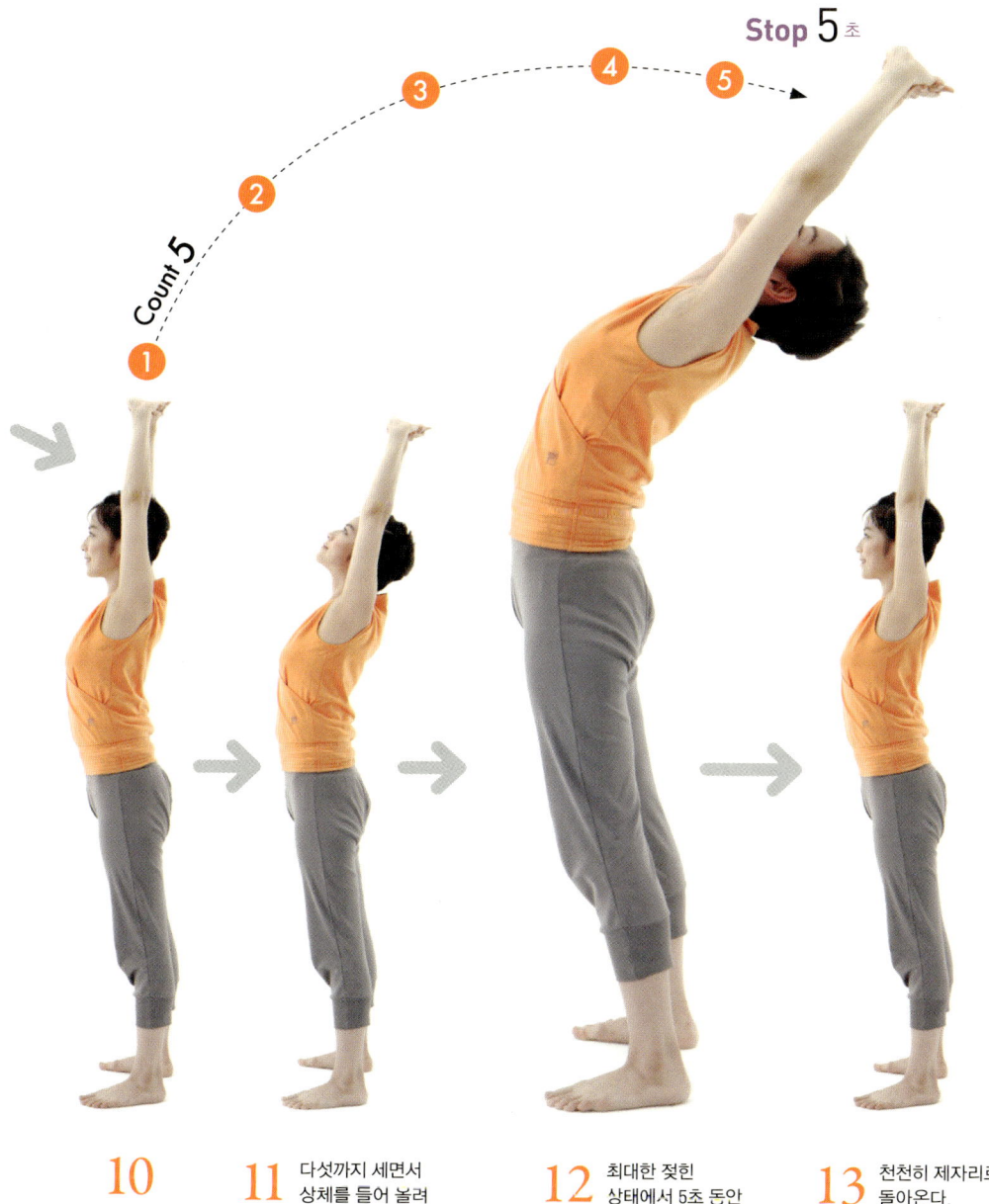

Stop 5 초

Count 5

10

11 다섯까지 세면서
상체를 들어 놀려
뒤로 젖힌다.

12 최대한 젖힌
상태에서 5초 동안
정지한다.

13 천천히 제자리로
돌아온다.

학교나 직장에서는 오랜 시간 동안 계속 같은 자세로 앉거나 서 있는 경우가 많다. 그러면 골반 주변에 있는 근육의 움직임이 줄어들고 림프액의 순환이 정체되어, 몸속에 쌓인 노폐물이 수분과 지방과 결합해 울퉁불퉁한 지방 덩어리인 셀룰라이트로 변하기 쉽다. 짬이 날 때마다 간단한 스트레칭으로 골반 주변의 근육을 충분히 움직여주자.

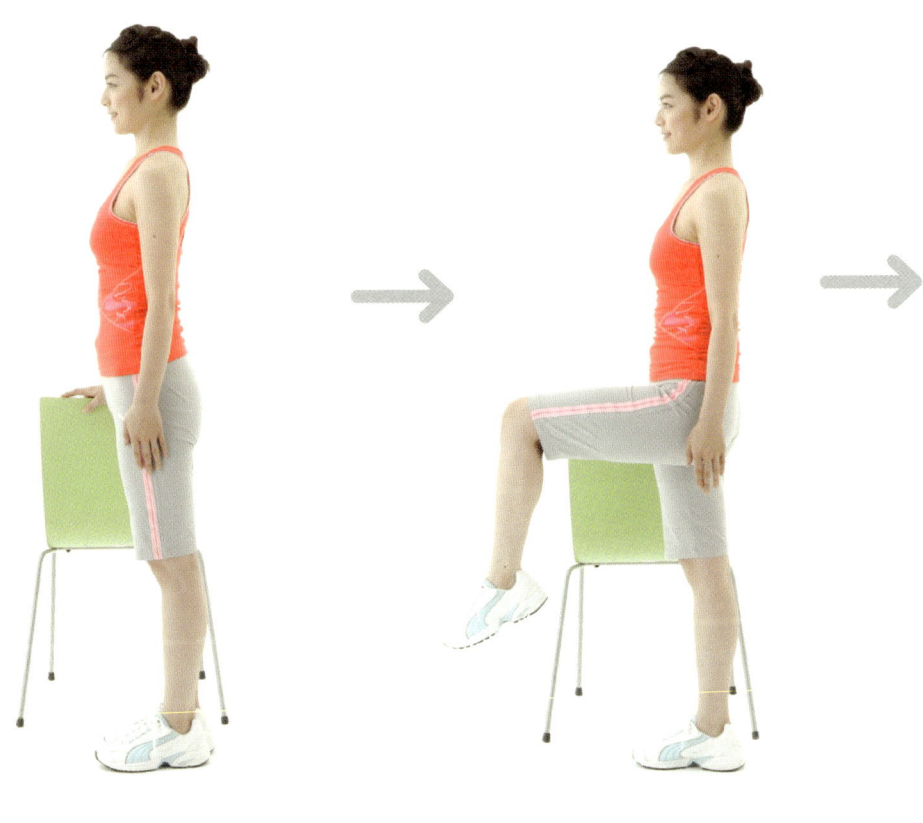

1 등을 쫙 펴고 서서 정면을 바라본다. 의자 등받이에 가볍게 손을 올린다.

2 왼발을 들어 무릎의 각도가 90도가 되고 허리와 무릎이 수평을 이루는 높이까지 허벅지를 올린다.

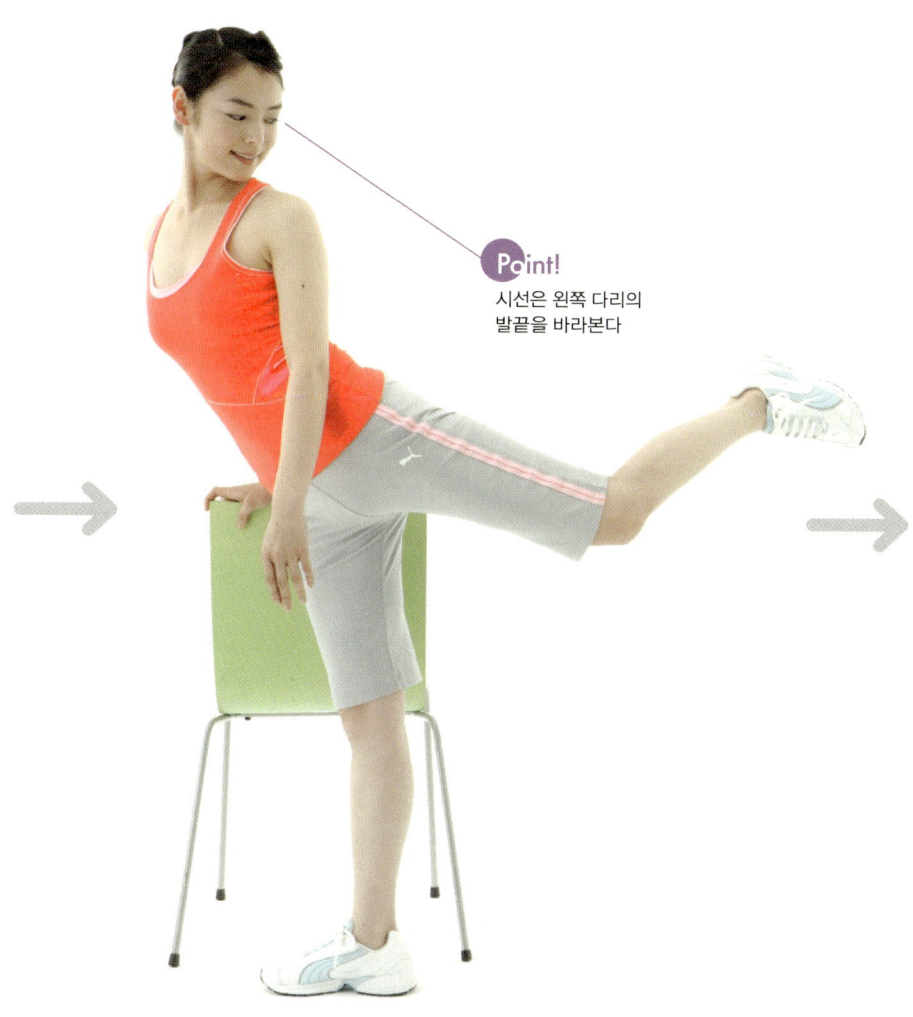

→

Point!
시선은 왼쪽 다리의
발끝을 바라본다

3 무릎을 굽힌 채로 다리를 뒤로
젖힌다. 시선은 들어 올린
다리의 발끝을 바라본다.

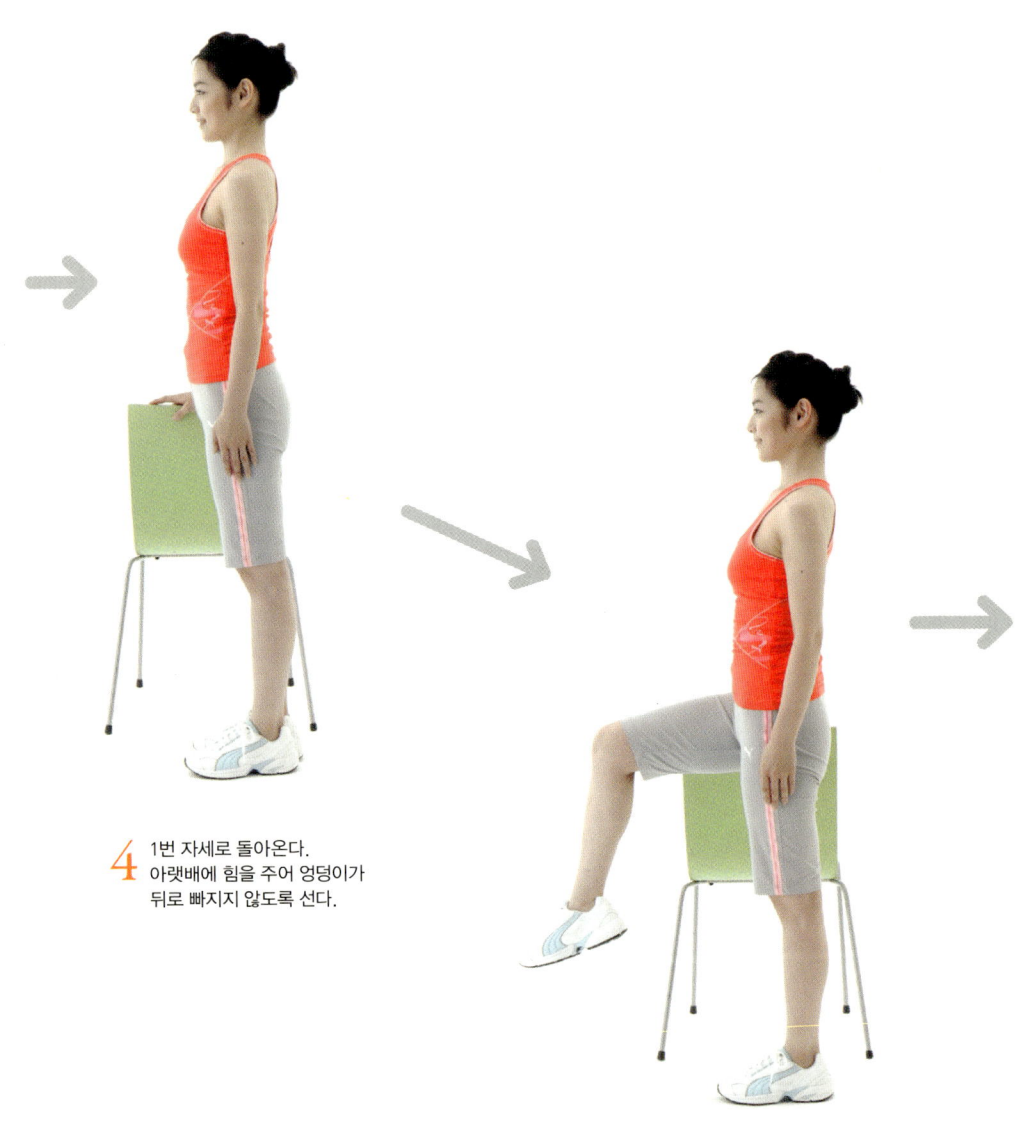

4 1번 자세로 돌아온다.
아랫배에 힘을 주어 엉덩이가
뒤로 빠지지 않도록 선다.

5 2와 마찬가지로 이번에는
오른쪽 다리를 올린다.
허벅지 높이를 유지할 것.

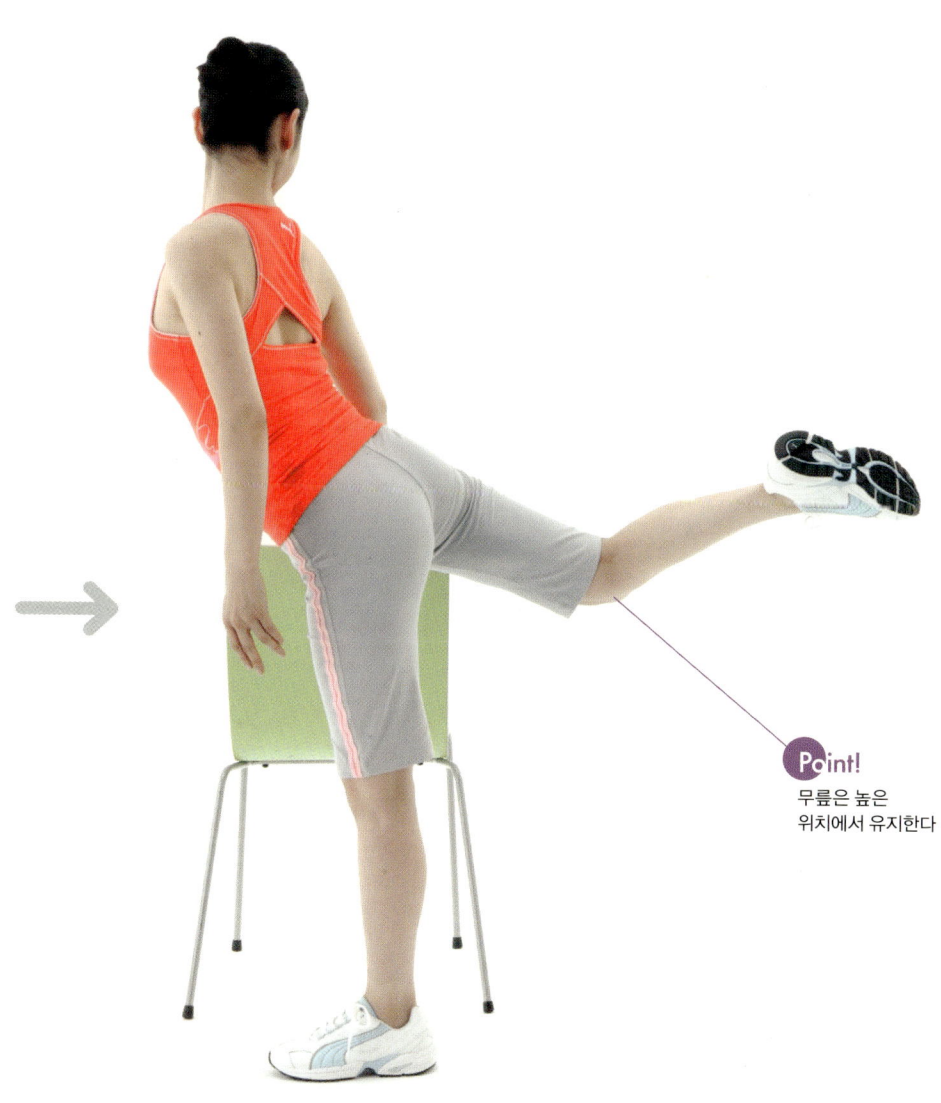

→

Point!
무릎은 높은
위치에서 유지한다

6 무릎을 굽힌 채로 다리를
  뒤로 젖힌다. 무릎을 높게
  유지한다.

목욕 시간 ● 몸속에 쌓인 노폐물을 제거하는 15초 포즈

하루 동안 쌓인 피로를 풀어주는 목욕 시간에는 몸과 마음뿐만 아니라 근육도 충분히 이완시켜주자. 다리 근육을 충분히 늘여주면 고관절과 무릎 주변 림프의 순환이 촉진되어 셀룰라이트의 근원이 되는 노폐물을 제거할 수 있다. 혈액 속에 산소와 영양도 공급되어 대사기능도 탁월하게 향상된다.

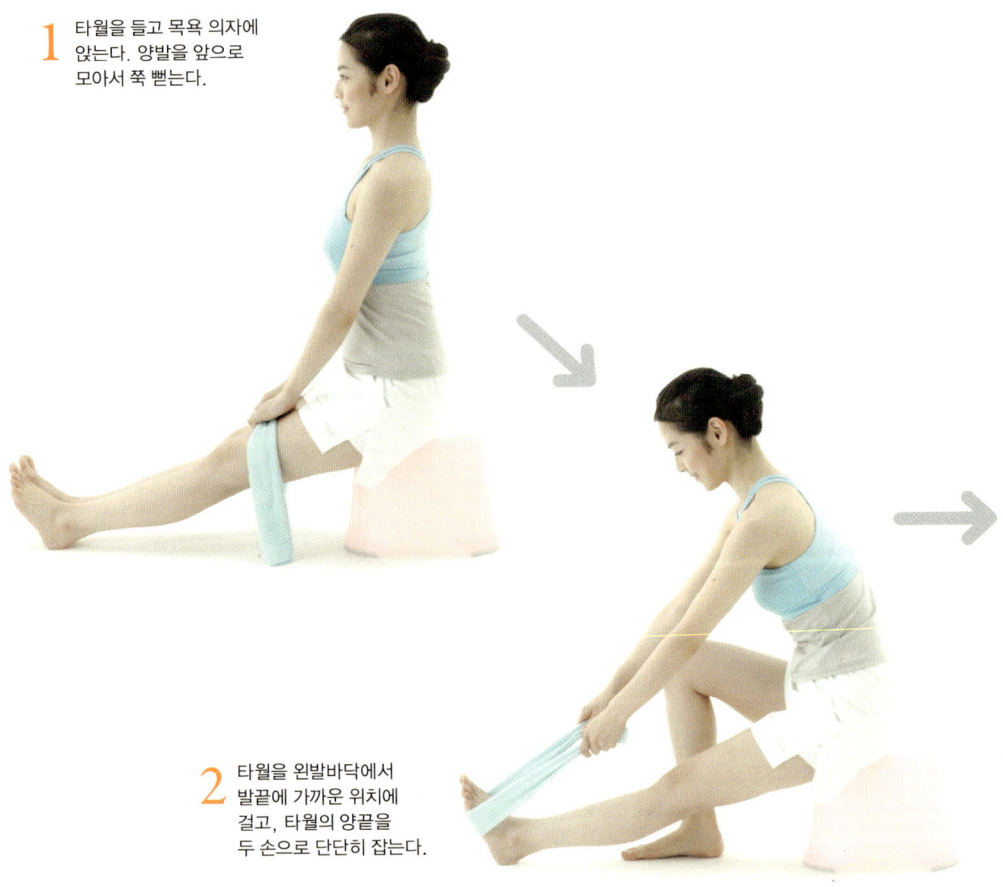

1 타월을 들고 목욕 의자에 앉는다. 양발을 앞으로 모아서 쭉 뻗는다.

2 타월을 왼발바닥에서 발끝에 가까운 위치에 걸고, 타월의 양끝을 두 손으로 단단히 잡는다.

3 타월을 잡은 손의 위치를 조정해 등과
다리가 편안하게 펴진 상태에서 15초
동안 유지한다. 다리 뒤쪽의 근육이
쭉 펴지도록 한다. 반대쪽 다리도
같은 방법으로 실시한다.

Pose 15 초

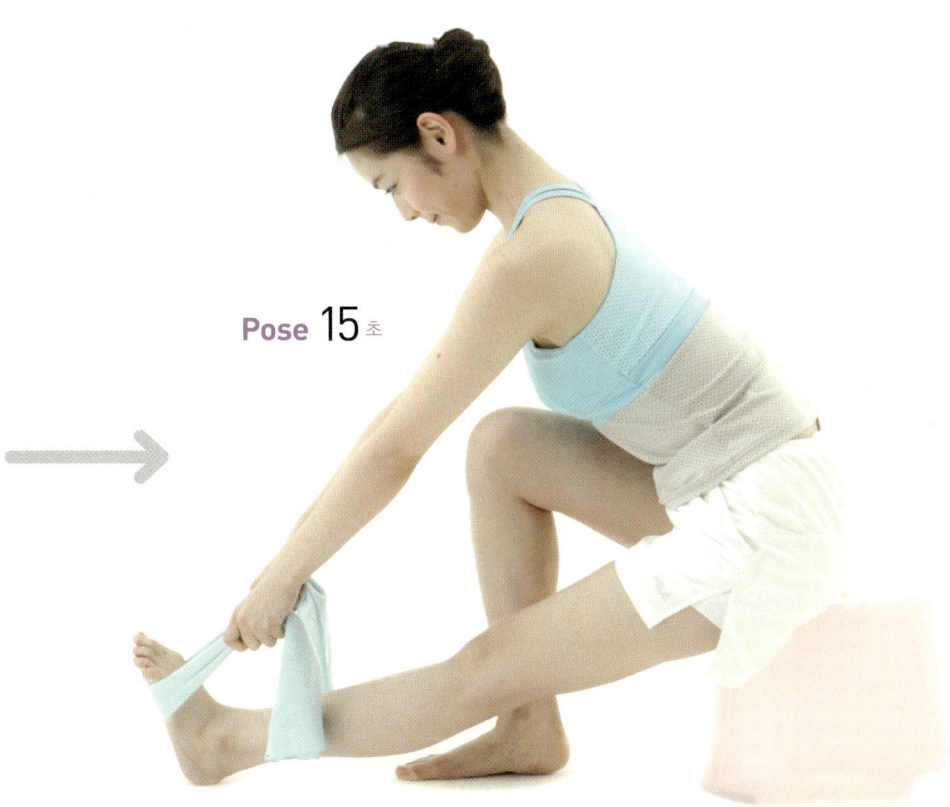

취침 전 ● 지방이 붙지 않는 엉덩이를 만드는 운동

균형 잡히지 않은 엉덩이는 보기에 좋지 않다. 이 운동을 통해 엉덩이 근육의 균형을 잡아 좌우 대칭인 아름다운 엉덩이 만들기에 도전하자. 등 근육도 함께 단련되기 때문에 지방이 쉽게 붙지 않는 엉덩이를 만들 수 있다. 자기 전에 얼굴 손질을 하듯이 근육도 완벽하게 관리하는 것이 중요하다.

1 몸을 이완시켜 두 팔과 다리를 쭉 펴고 엎드린다.

2 오른팔과 왼쪽 다리를 천천히 위로 들어 올린다. 시선은 정면보다 약간 낮게 둔다.

3 다섯까지 세면서 최대한 끝까지 올린다. 등 근육과 엉덩이 아랫부분에 통증이 느껴지면 OK.

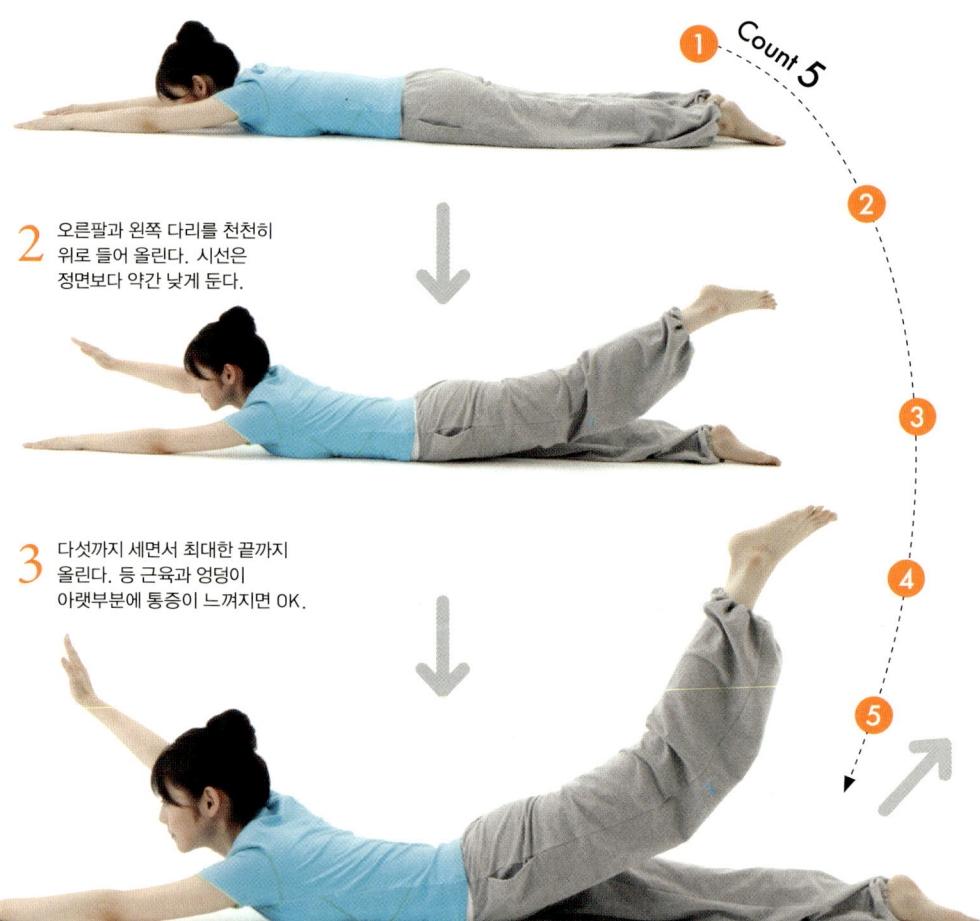

Count 5

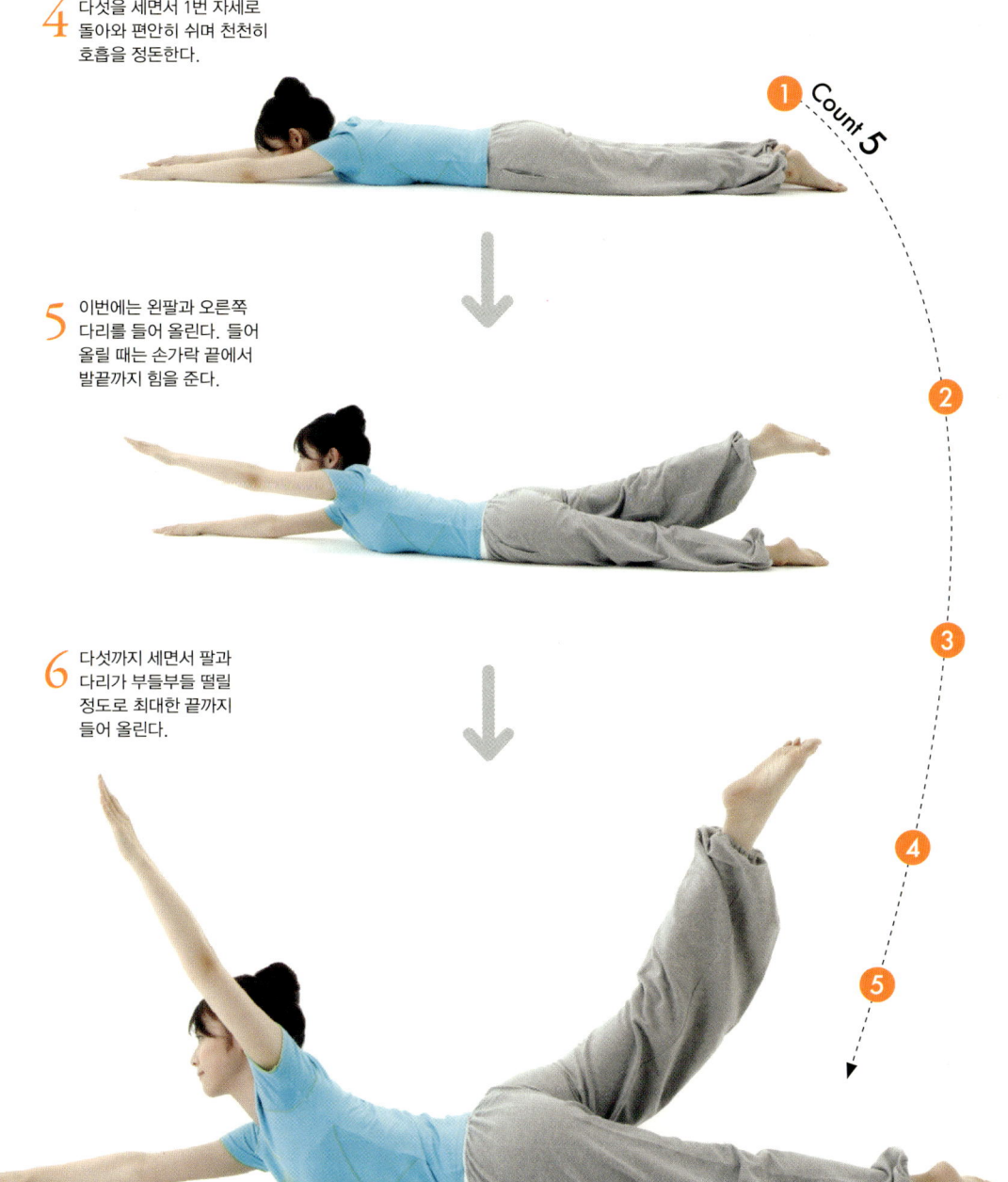

4 다섯을 세면서 1번 자세로
돌아와 편안히 쉬며 천천히
호흡을 정돈한다.

1 Count 5

5 이번에는 왼팔과 오른쪽
다리를 들어 올린다. 들어
올릴 때는 손가락 끝에서
발끝까지 힘을 준다.

2

3

6 다섯까지 세면서 팔과
다리가 부들부들 떨릴
정도로 최대한 끝까지
들어 올린다.

4

5

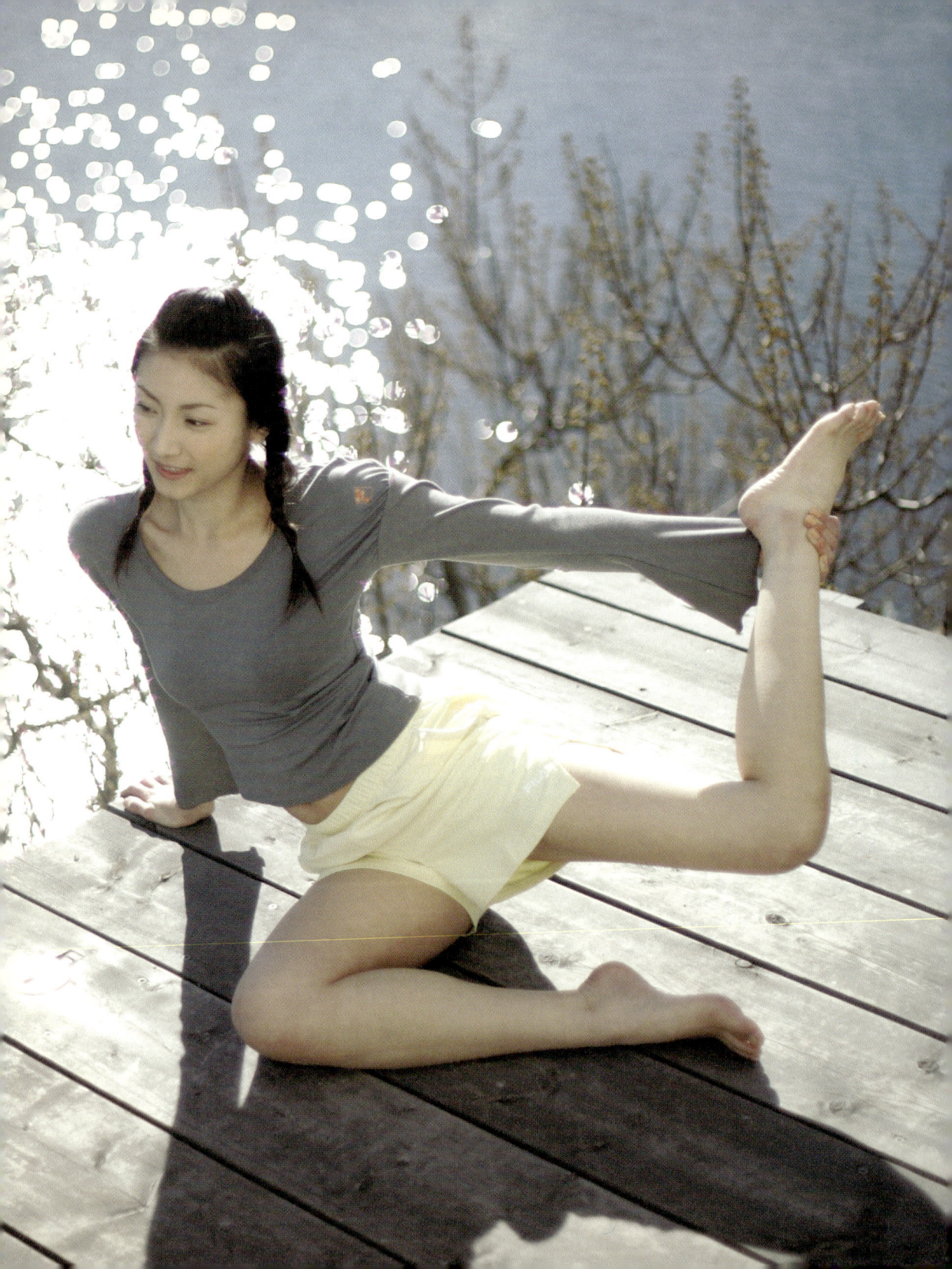

벌어진 골반을 바로잡는
집중 교정 체조

5, 6일째에는 집중 교정 체조를 통해 벌어지고 비틀린 골반의 모양을 바로잡는다. 골반이
조여지면 엉덩이가 작아질 뿐만 아니라 몸의 전반적인 컨디션도 좋아진다.

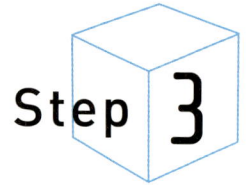

Step 3

아침

골반의 관절을 풀어주는 스트레칭

고관절 근육을 충분히 사용하지 않는 것도 하체 비만의 원인 중 하나다. 스트레칭으로 근육과 힘줄을 늘려 고관절을 풀어준다.

엉덩이 유형별 운동 횟수
편평한 엉덩이 … **5세트**
처진 엉덩이 … **3세트**
오리 엉덩이 … **3세트**

점심시간

골반 상태를 바로잡는 10초 포즈

골반은 아침에는 가장 조여져 있다가 낮부터 밤까지 차츰 벌어진다. 점심시간에 잠시 짬을 내 골반을 바로잡으면 오후에도 골반이 조여진 양호한 상태가 지속된다.

엉덩이 유형별 운동 횟수
편평한 엉덩이 … **3세트**
처진 엉덩이 … **5세트**
오리 엉덩이 … **5세트**

저녁식사 전

골반의 비틀림을 방지하는 힙워킹

골반과 그 주변의 근육을 강화하면 골반이 약간 비틀어지거나 어긋난 정도는 손쉽게 바로잡을 수 있다. 힙워킹으로 튼튼한 골반의 기초를 만들자.

엉덩이 유형별 운동 횟수
편평한 엉덩이 … **2세트**
처진 엉덩이 … **5세트**
오리 엉덩이 … **3세트**

저녁식사 후

벌어진 골반을 조이는 스트레칭

밤은 하루 중 골반이 가장 많이 벌어져 있는 시간대다. 고관절과
함께 벌어져 있는 골반을 천천히 조여주자. 온몸에 쌓인 피로도
함께 풀릴 것이다.

엉덩이 유형별 운동 횟수
편평한 엉덩이 ⋯ 5세트
처진 엉덩이 ⋯ 2세트
오리 엉덩이 ⋯ 3세트

취침 전

벌어진 골반을 조이는 5초 포즈

평소 운동할 때는 신경 쓰기 어려운 엉덩이와 허벅지 안쪽 근육
을 단련시켜 골반을 조여준다. 골반을 바른 모양으로 유지하면서
날씬한 몸을 만들어준다.

엉덩이 유형별 운동 횟수
편평한 엉덩이 ⋯ 4세트
처진 엉덩이 ⋯ 2세트
오리 엉덩이 ⋯ 2세트

아침 ● 골반의 관절을 풀어주는 스트레칭

펑퍼짐하게 퍼진 엉덩이를 예쁘게 바로잡으려면 골반을 조여주는 것이 급선무다. 아침에 눈뜨자마자 골반으로 이어지는 관절을 중점적으로 풀어 자극을 주면 골반을 꽉 조이는 효과를 얻을 수 있다. 고관절 근육을 잘 사용하지 않는 것도 하체에 지방이 잘 붙는 원인 중 하나다. 고관절 근육에 신경을 집중하면서 천천히 정성껏 스트레칭하자.

1 온몸을 이완시킨 상태에서
똑바로 눕는다.

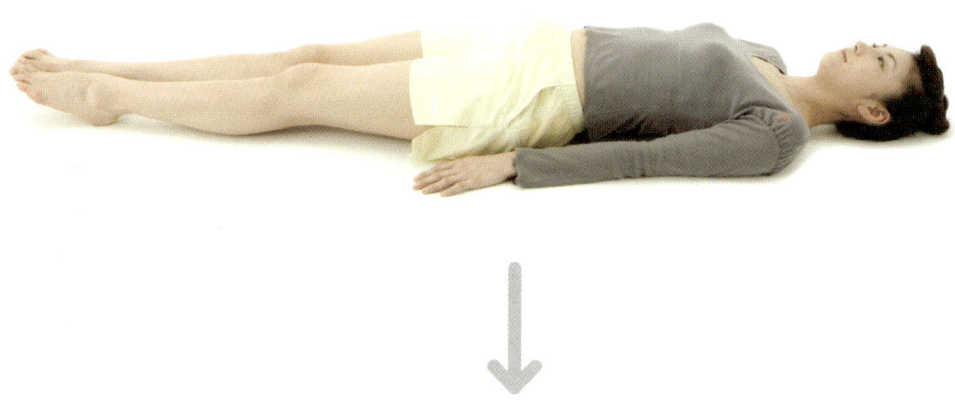

2 오른쪽 무릎을 가볍게 세운다.

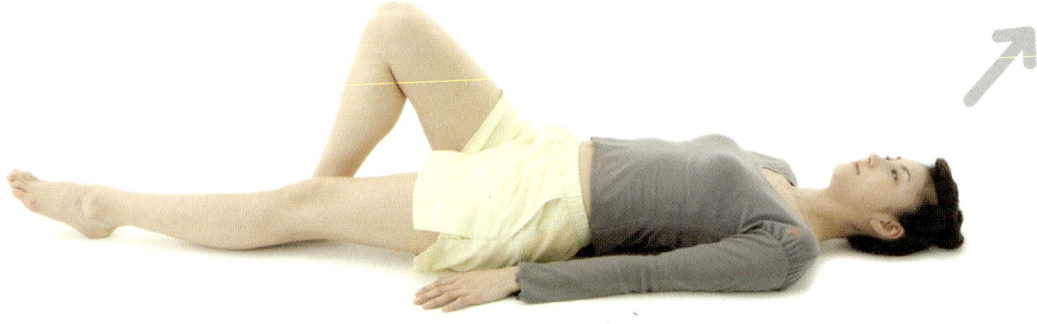

3 오른쪽 무릎을 천천히
바깥쪽으로 넘어뜨린다.

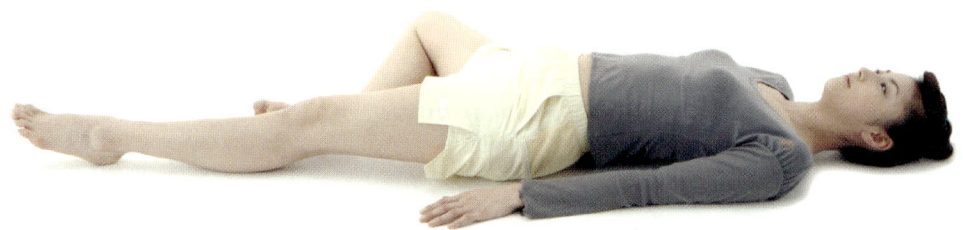

4 오른쪽 무릎을 왼쪽으로
넘어뜨리고, 얼굴은
반대쪽을 향한다.

Point!
무릎을 넘어뜨린
쪽과 반대 방향으로
얼굴을 돌린다

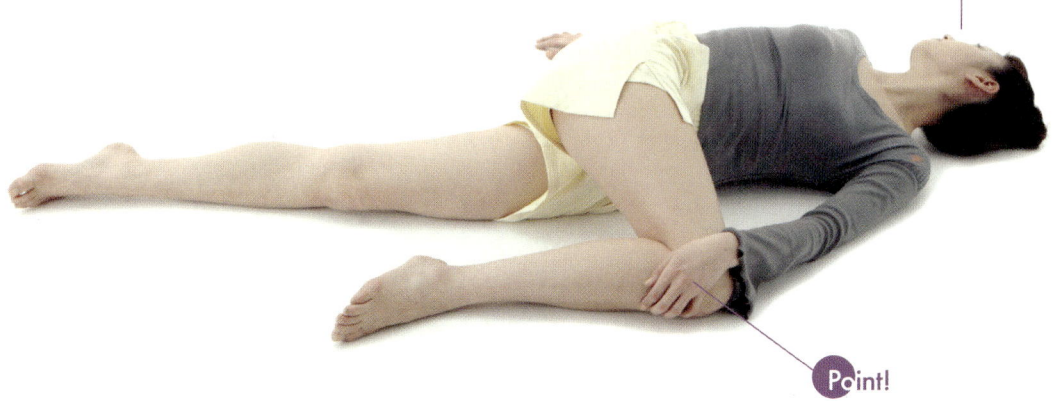

Point!
왼손으로 오른쪽
무릎을 눌러
바닥에 붙인다

5 오른쪽 다리를 원래 상태로
되돌리고, 이번에는 왼쪽
무릎을 세운다.

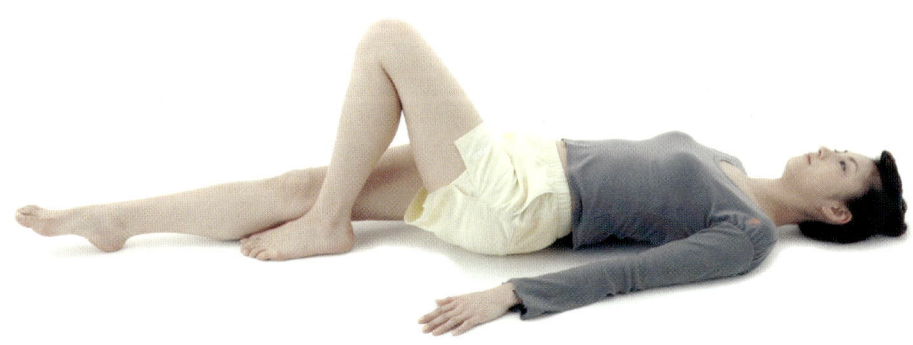

6 왼쪽 무릎을 천천히
바깥쪽으로 넘어뜨린다.

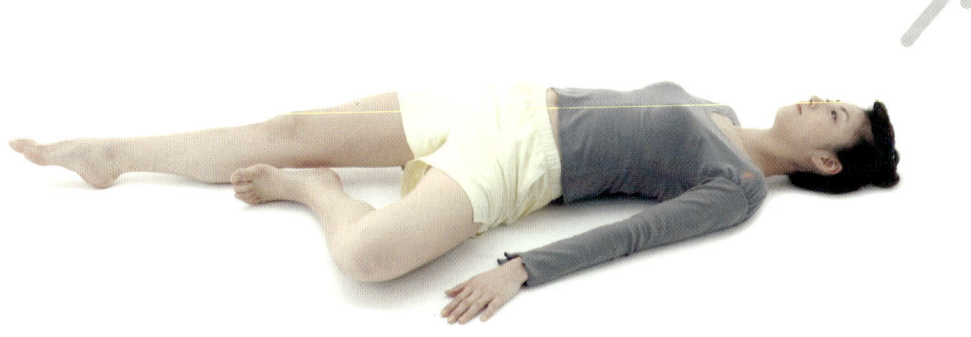

7 왼쪽 무릎을 오른쪽으로
넘어뜨린다. 얼굴은
반대쪽을 향한다.

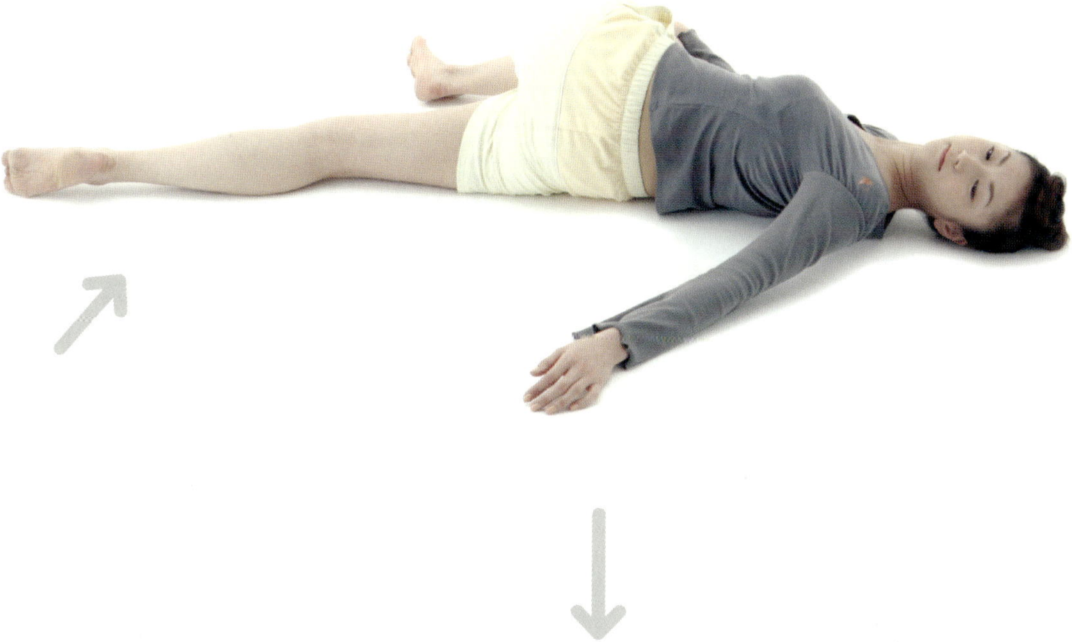

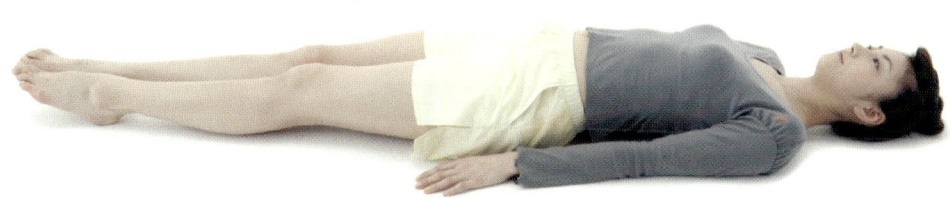

8 맨 처음 자세로 돌아온
뒤 편안하게 쉰다.

점심시간 • 골반 상태를 바로잡는 10초 포즈

골반은 주기적으로 조여지기도 하고 벌어지기도 한다. 일반적으로는 아침에 가장 조여져 있고, 낮을 지나 밤이 되면서 차츰 벌어진다. 점심시간에 골반을 꽉 조이는 운동을 하면 그 이후에도 골반이 조여진 상태로 보낼 수 있다. 의자에 앉은 채로 실시할 수 있으므로 짬이 날 때마다 실천하라.

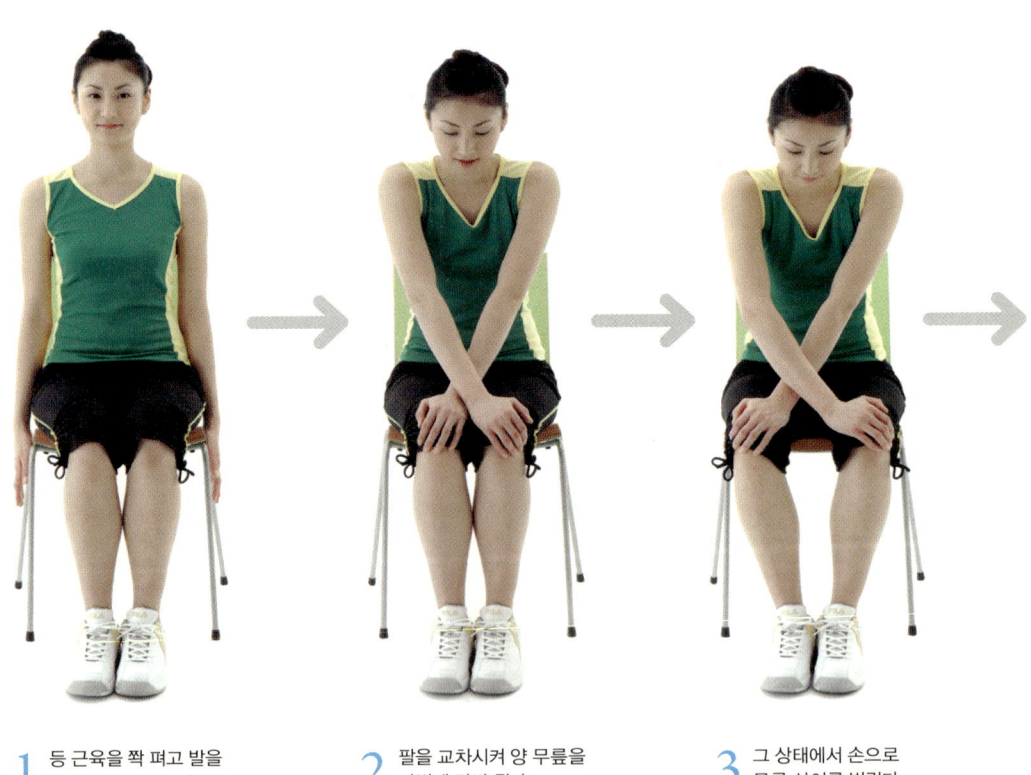

1 등 근육을 쫙 펴고 발을 모아 의자에 앉는다.

2 팔을 교차시켜 양 무릎을 가볍게 감싸 쥔다.

3 그 상태에서 손으로 무릎 사이를 벌린다.

Pose 10 초

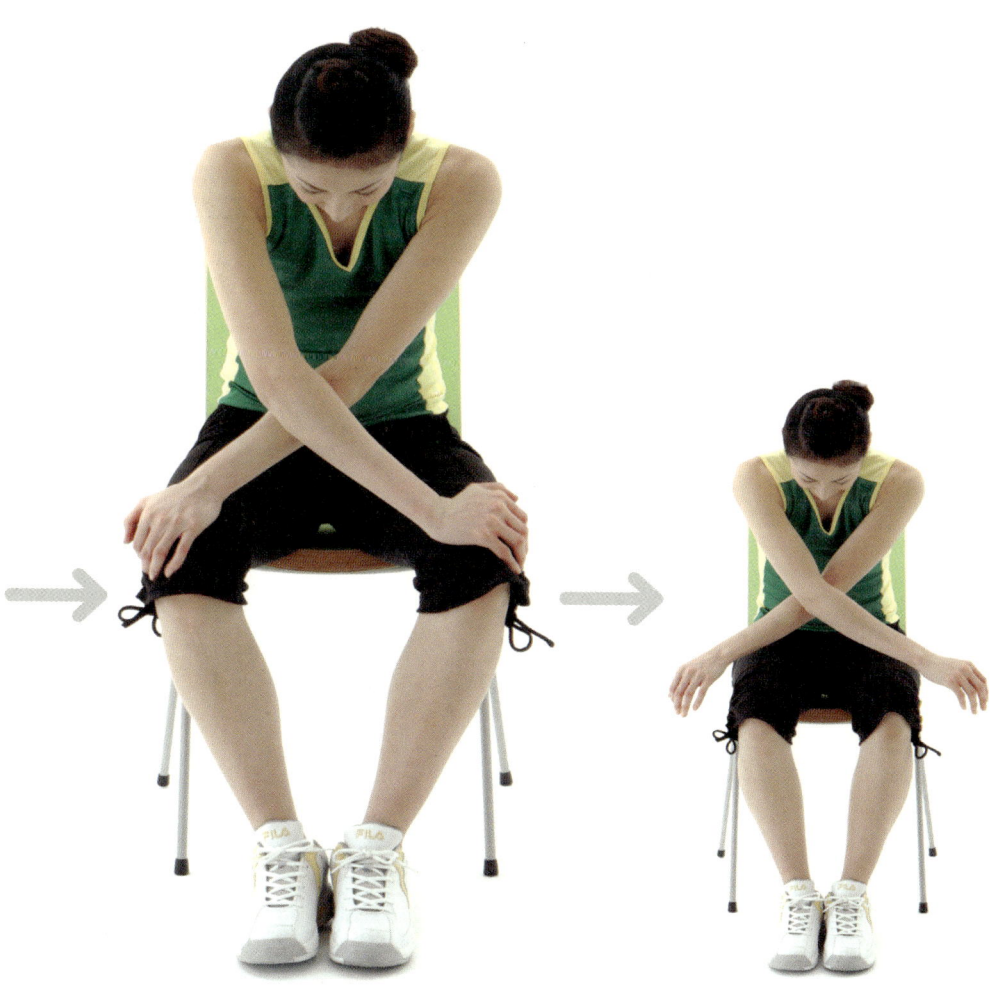

4 손은 바깥쪽을 향해, 다리는 안쪽을
향해 힘을 준다. 엉덩이 아래쪽 근육을
사용해 손의 힘에 저항한다. 그대로
10초 동안 유지한다.

5 손과 다리의
힘을 쭉 뺀다.

저녁식사 전 · 골반의 비틀림을 방지하는 힙워킹

골반의 비틀림을 방지하려면 골반과 그 주변의 근육을 강화하는 것이 중요하다. 튼튼한 토대를 만들면 약간 비틀리거나 어긋난 정도는 쉽게 되돌릴 수 있다. 힙워킹에서는 허리로 바닥을 걷는 운동을 통해 골반과 주변 근육을 단련시킨다. 앉아서 하는 워킹이지만, 되도록 등 근육을 쫙 펴서 크게 걷도록 하자.

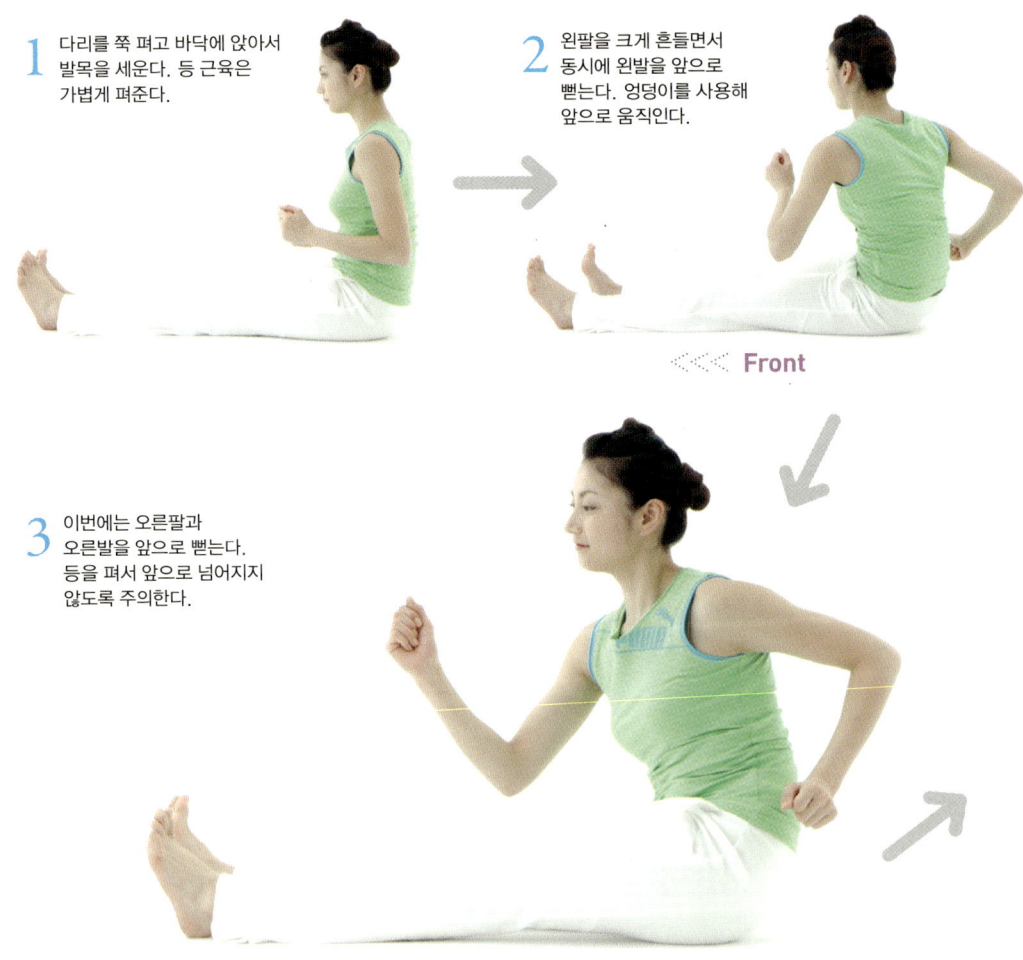

1 다리를 쭉 펴고 바닥에 앉아서 발목을 세운다. 등 근육은 가볍게 펴준다.

2 왼팔을 크게 흔들면서 동시에 왼발을 앞으로 뻗는다. 엉덩이를 사용해 앞으로 움직인다.

Front

3 이번에는 오른팔과 오른발을 앞으로 뻗는다. 등을 펴서 앞으로 넘어지지 않도록 주의한다.

Front

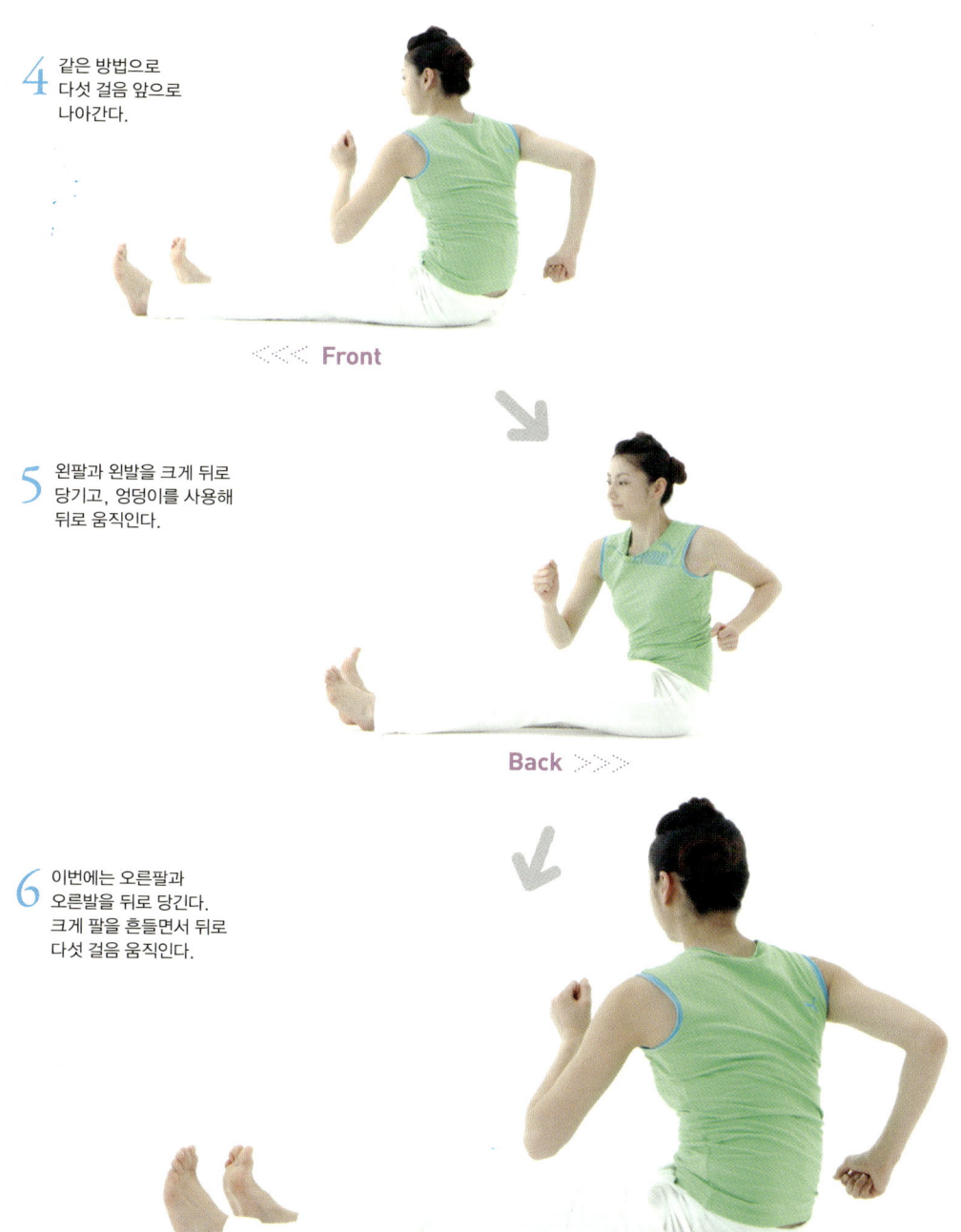

4 같은 방법으로
다섯 걸음 앞으로
나아간다.

<<< Front

5 왼팔과 왼발을 크게 뒤로
당기고, 엉덩이를 사용해
뒤로 움직인다.

Back >>>

6 이번에는 오른팔과
오른발을 뒤로 당긴다.
크게 팔을 흔들면서 뒤로
다섯 걸음 움직인다.

Back >>>

저녁식사 후 ● 벌어진 골반을 조이는 스트레칭

하루 중 골반이 가장 많이 벌어지는 시간이 바로 밤이다. 저녁식사 후 편한 시간을 골라 하루 동안 쌓인 피로를 풀어주면서 골반을 천천히 조여주자. 이 운동은 고관절의 움직임을 통해 비틀어진 골반을 교정해준다. 고관절이 유연하지 않은 사람에게는 다소 힘이 들 수도 있는데, 처음부터 무리하지 말고 조금씩 한계를 올려가도록 한다.

1 온몸을 이완시킨
상태에서 똑바로 눕는다.
다리는 모아서 쭉 편다.

2 양 무릎을 세운다. 얼굴은
똑바로 위를 향하게 하고
깊게 심호흡을 한다.

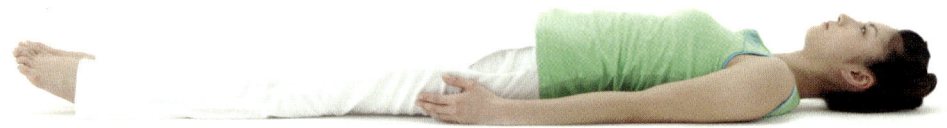

3 양 무릎을 붙인 채 양발을
벌린다. 발뒤꿈치를 엉덩이
쪽에 가깝게 둔다.

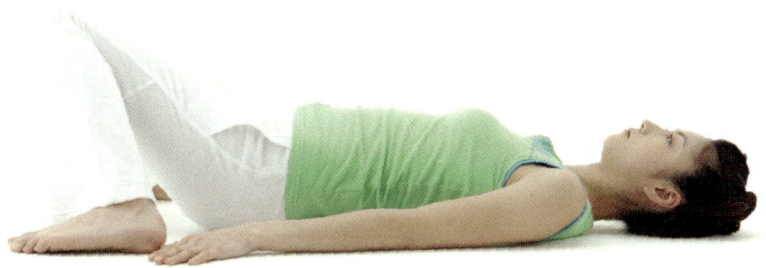

4 왼쪽 무릎을 안쪽으로
넘어뜨려서 최대한 바닥에
가깝게 붙인다. 그대로 5초
동안 유지한다.

Stop 5초

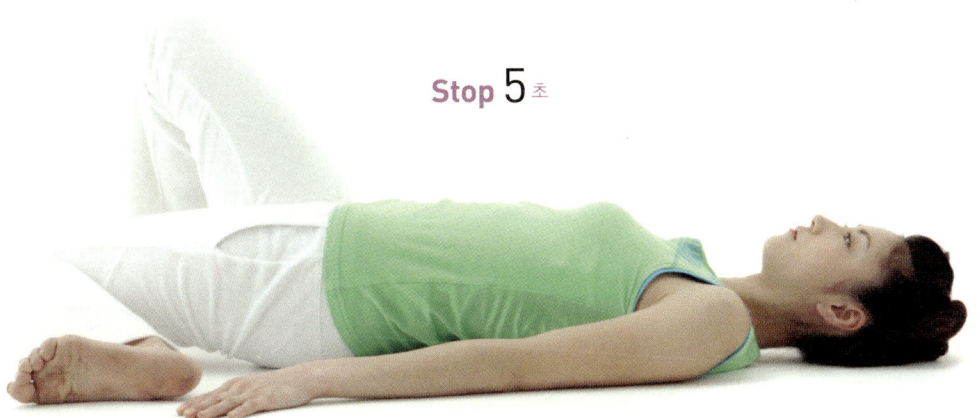

5 다리를 바꿔 이번에는 오른쪽
무릎을 안쪽으로 넘어뜨린 후
5초 동안 유지한다. 허벅지
시작 부분부터 골반까지를
움직인다는 기분으로 실시한다.

Stop 5 초

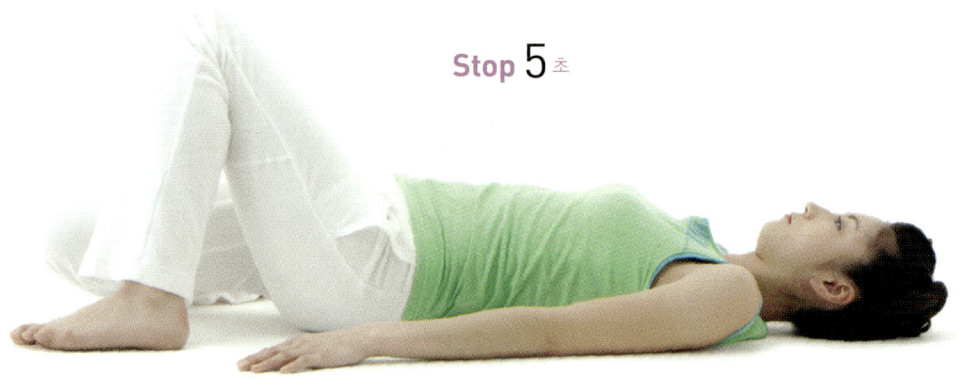

6 천천히 3번 자세로
돌아온다. 그대로 깊게
호흡하며 편안히 쉰다.

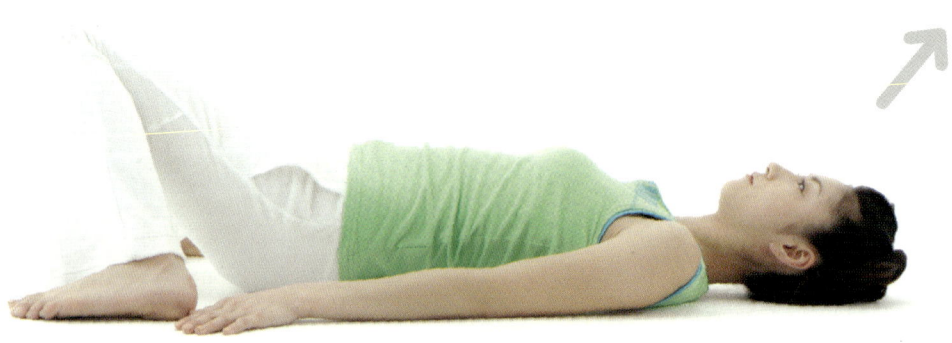

7 양 무릎을 모으고 최대한 바닥에
가까워지도록 내린다. 그대로
5초 동안 유지한다.

Stop 5 초

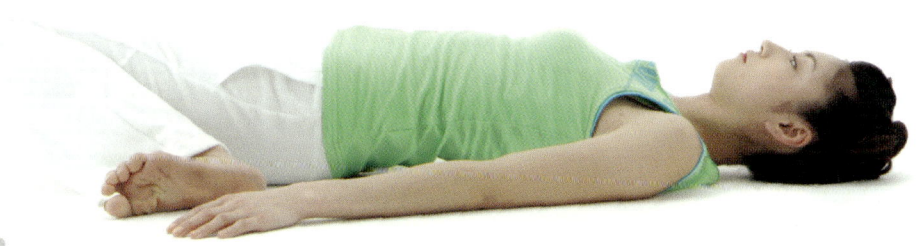

8 천천히 3번 자세로
돌아온다. 그대로 깊게
호흡하며 편안히 쉰다.

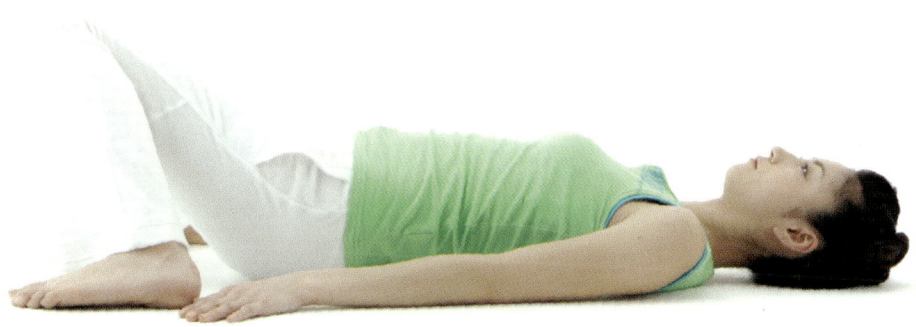

취침 전 ● 벌어진 골반을 조이는 5초 포즈

골반을 조여주는 데 엉덩이 근육은 매우 중요하다. 하지만 엉덩이 근육은 평소 하는 운동
으로는 쉽게 단련되지 않는 근육이다. 엉덩이 근육이 발달하면 골반이 조여지고 모양이 안
정되어 날씬한 체형이 된다. 잠들기 전에 엉덩이와 허벅지 안쪽 근육을 단련하여 골반을
완벽하게 조여주자.

1 엎드려서 온몸을
이완시킨다.

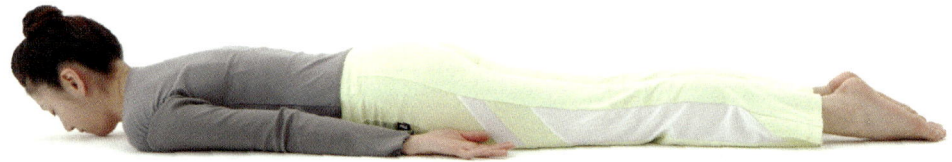

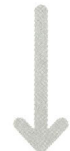

2 양 무릎을 붙인 채로 굽혀서
등 뒤에서 발목을 잡는다.

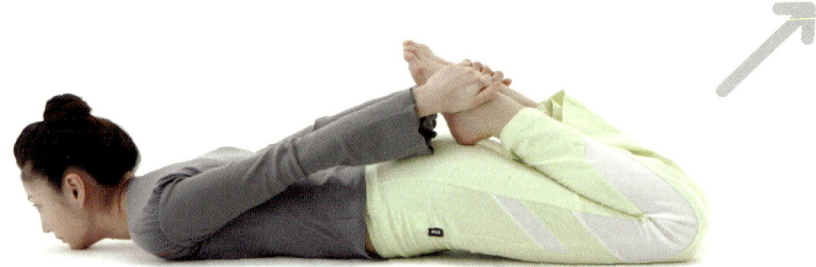

3 양손으로 발목을 단단히 잡고 몸을
활 모양으로 젖힌다. 무릎 사이가
벌어지지 않도록 주의한다. 최대한
젖혔으면 그대로 5초 동안 유지한다.

Point!
무릎 사이가
벌어지지
않도록 주의

Pose 5초

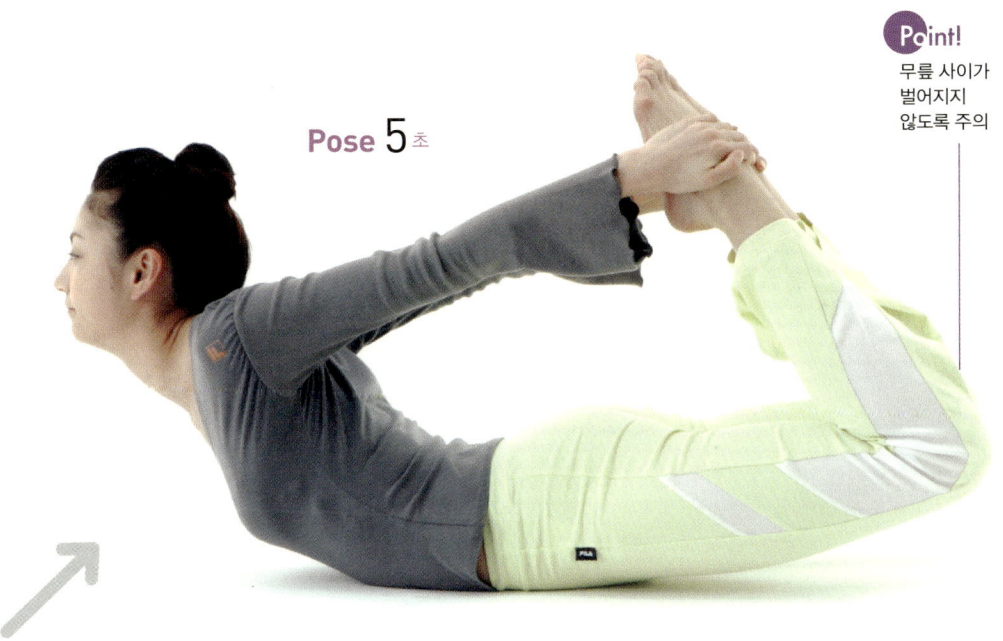

4 발목에서 손을 떼고
힘을 쭉 뺀다.

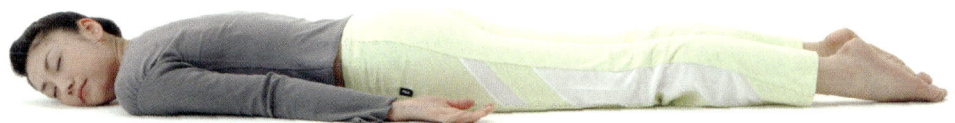

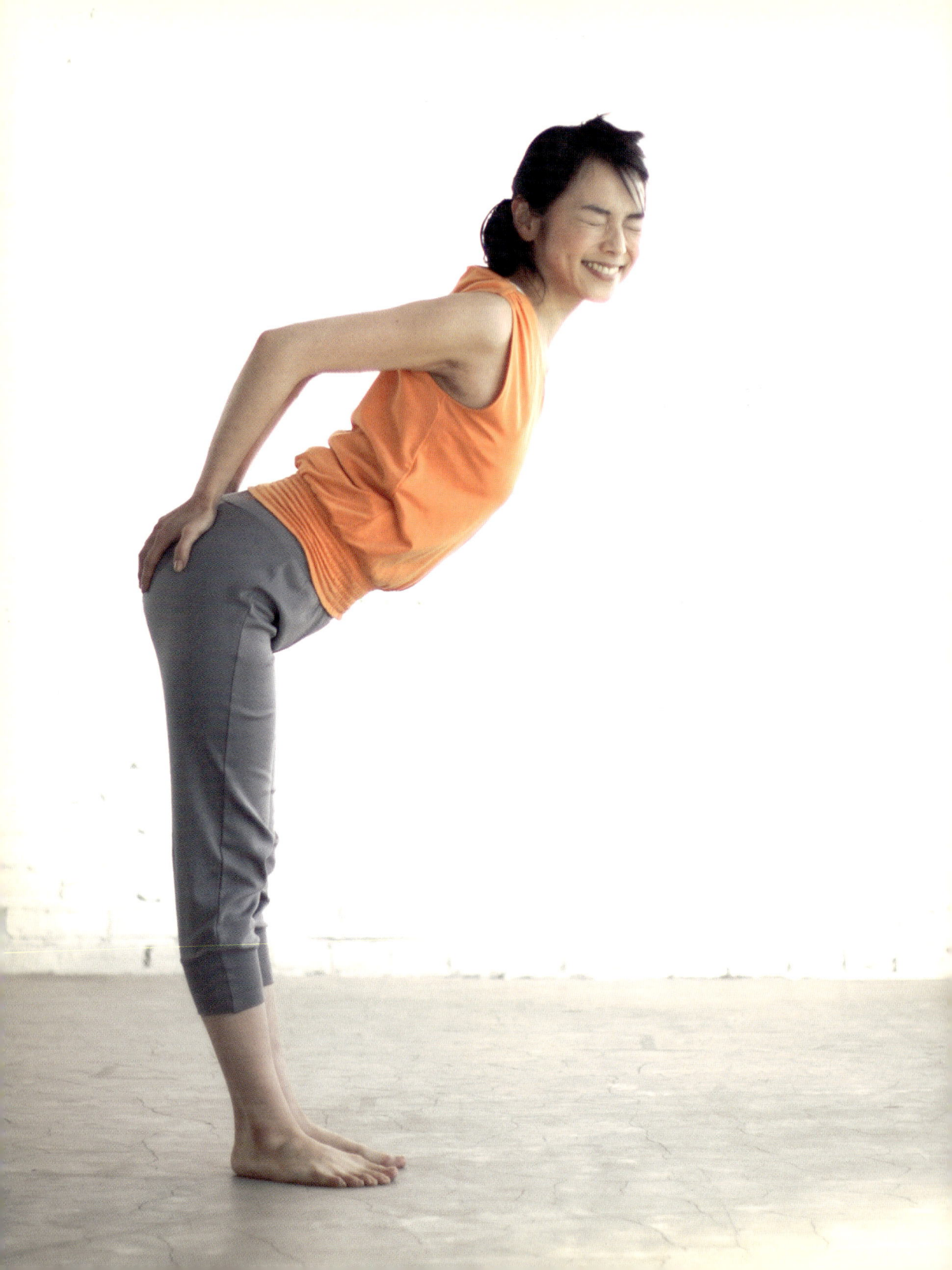

Step 4

볼륨 있는 엉덩이를
만드는 힙업 운동

7, 8일째에는 처진 엉덩이 근육을 단련해 사과처럼 예쁘게 힙업된 엉덩이를 만든다. 10일
간의 엉덩이 다이어트 프로그램 중에서 가장 중요한 부분이므로 조금만 더 힘을 내자.

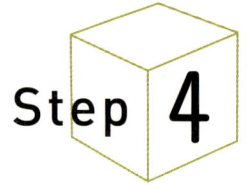

Step 4

Day **7·8** Plan

아침

엉덩이 주변의 근육을 자극하는 스트레칭

큰 동작으로 엉덩이 주변의 근육에 자극을 주어 긴장시킨다. 누운 상태에서 서서히 몸을 깨우게 되므로 저혈압인 사람도 상쾌하게 일어날 수 있다.

엉덩이 유형별 운동 횟수
편평한 엉덩이 … **3세트**
처진 엉덩이 … **3세트**
오리 엉덩이 … **3세트**

출근 시간

엉덩이 근육을 조여주는 30초 힙업 포즈

평소 아무것도 하지 않고 보내는 출근 시간에도 엉덩이 근육을 단련할 수 있다. 출근 시간을 효과적으로 사용하여 예쁘게 힙업된 엉덩이를 만들자.

엉덩이 유형별 운동 횟수
세 유형 모두 지하철이나
신호를 기다리면서
틈나는 대로 실시한다

저녁식사 전

처진 엉덩이를 예방하는 힙업 운동

엉덩이 근육이 약하면 지방을 지탱할 수 없게 되어 엉덩이가 처진다. 엉덩이 근육과 지방을 동시에 단련시켜 지방이 잘 붙지 않는 체질로 만들자.

엉덩이 유형별 운동 횟수
편평한 엉덩이 … **2세트**
처진 엉덩이 … **5세트**
오리 엉덩이 … **3세트**

저녁식사 후

엉덩이 근육을 올려주는 힙업 워킹

엉덩이 아래쪽 근육을 단련하면 엉덩이 전체가 쪽 올라간다. 엉덩이가 올라가면 다리가 길어 보이고 바지를 입었을 때에도 자신감이 생긴다.

엉덩이 유형별 운동 횟수
편평한 엉덩이 ··· **5세트**
처진 엉덩이 ··· **3세트**
오리 엉덩이 ··· **2세트**

취침 전

탄력 있는 엉덩이를 만드는 하체 강화 힙업 운동

허리에서 엉덩이, 허벅지에 이르는 근육을 중점적으로 강화한다. 조금 어려운 동작이지만 탄력적이고 여성스러운 바디라인을 목표로 힘을 내자.

엉덩이 유형별 운동 횟수
편평한 엉덩이 ··· **3세트**
처진 엉덩이 ··· **2세트**
오리 엉덩이 ··· **5세트**

아침 • 엉덩이 주변의 근육을 자극하는 스트레칭

아침 스트레칭에서 중요한 것은 아직 잠들어 있는 근육을 깨워서 활력을 주는 것이다. 천천히 크게 몸을 움직여서 엉덩이 주변의 근육에 자극을 준다. 누운 상태에서 시작해 서서히 몸을 깨우는 동작이므로 저혈압인 사람도 상쾌하게 일어날 수 있을 것이다.

1 잠을 깨자마자 시작한다.
다리를 쭉 뻗고 똑바로 눕는다.

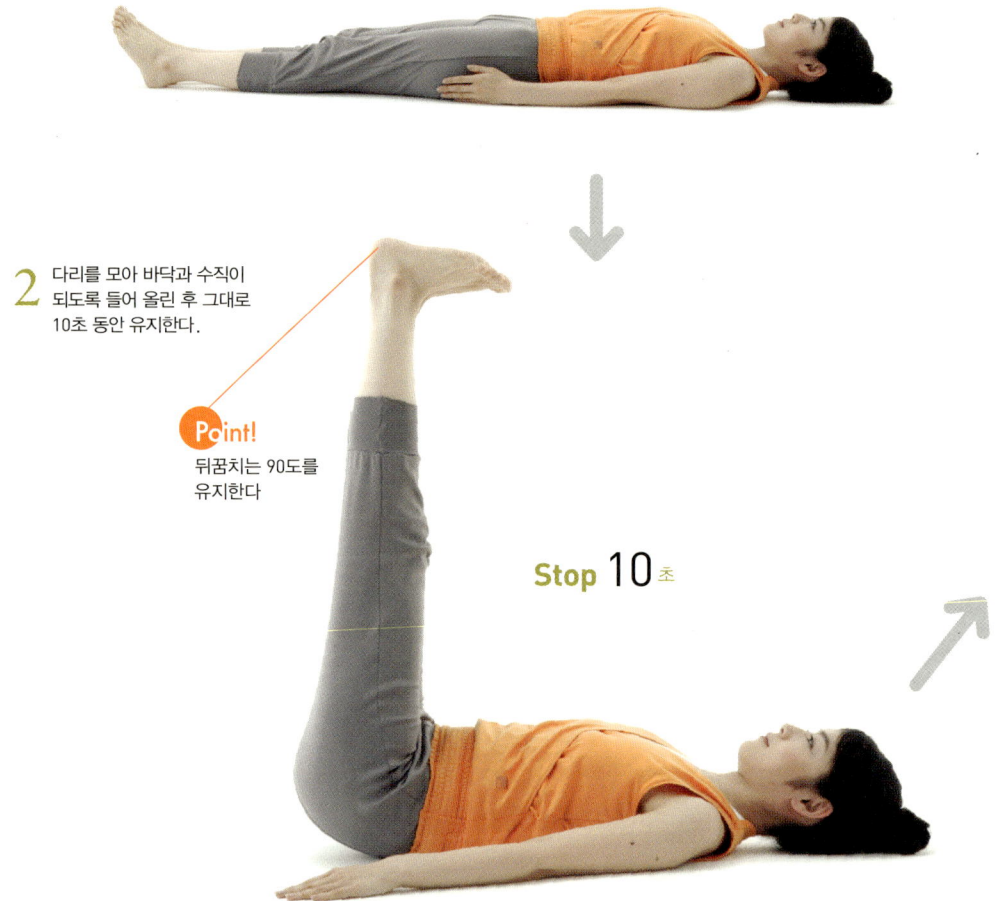

2 다리를 모아 바닥과 수직이
되도록 들어 올린 후 그대로
10초 동안 유지한다.

Point!
뒤꿈치는 90도를
유지한다

Stop 10초

3 양다리를 천천히 벌린다.
되도록 넓게, 벌릴 수 있는
만큼 최대한 벌린다.

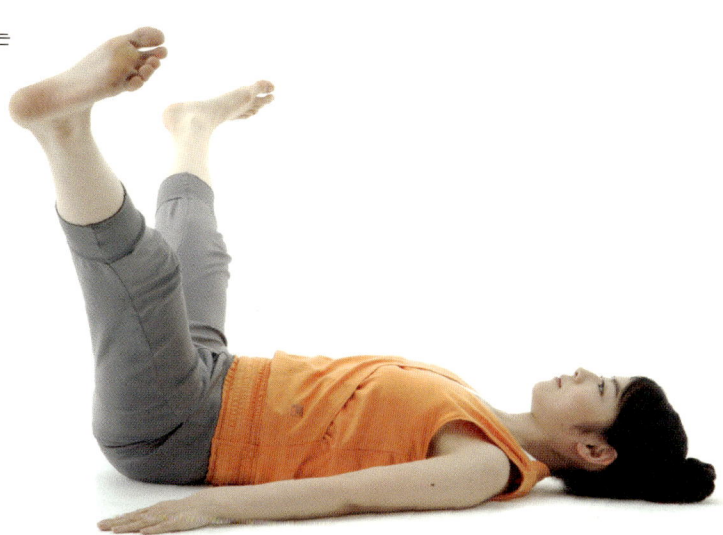

4 2번 자세로 돌아온다.
깊고 크게 호흡을 하며
상체만 이완시킨다.

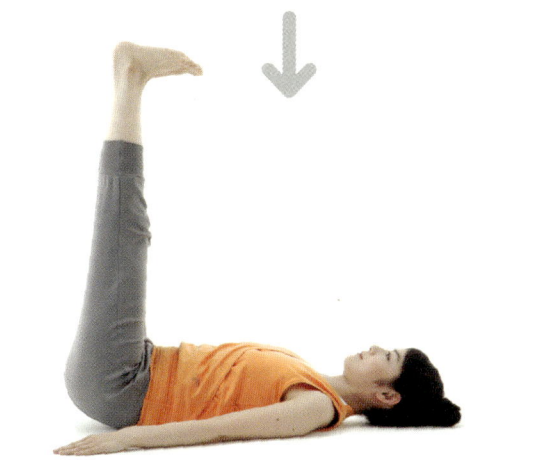

5 다리를 천천히 내리고
똑바로 눕는다. 얼굴은
똑바로 정면을 향한다.

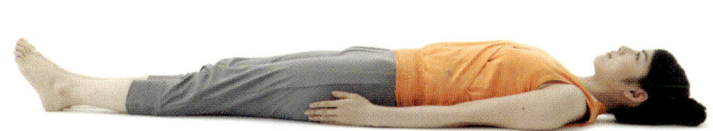

6 옆으로 누워서 왼팔을 베개 삼아 머리 밑에 괸다. 몸이 앞으로 기울어지지 않도록 주의한다.

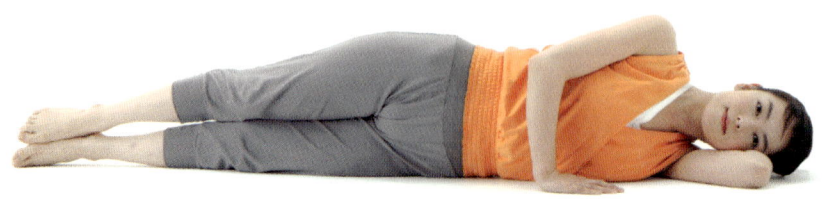

7 오른쪽 다리를 발끝까지 쭉 편 상태에서 천천히 위로 올린다.

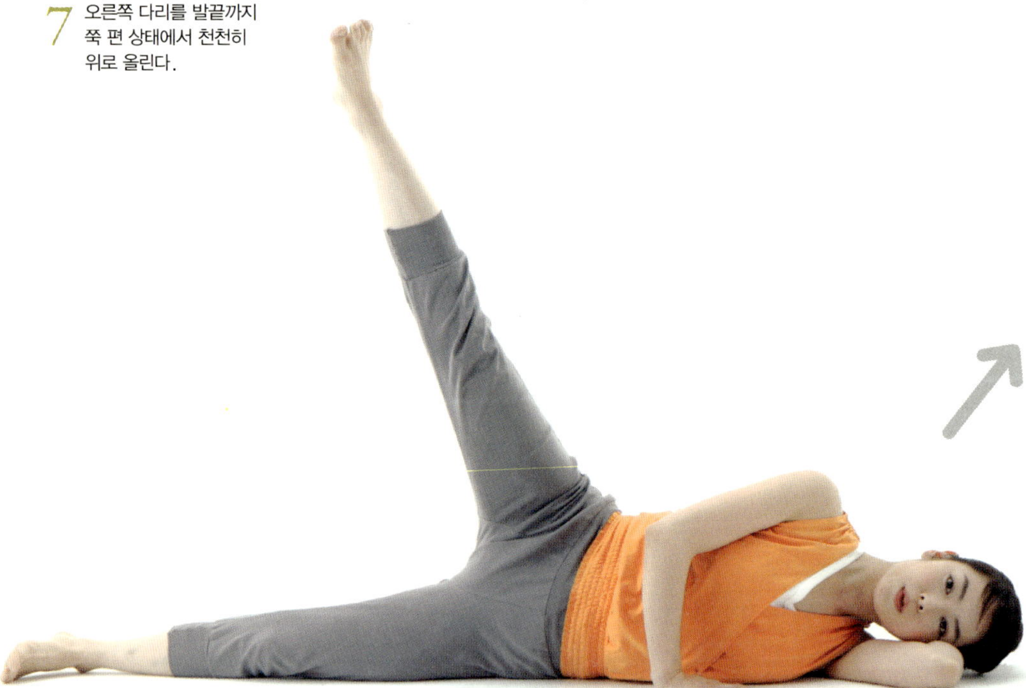

8 오른쪽 다리를 내리고
엎드린다. 팔꿈치를 벌리고
손을 모아 턱 밑에 받친다.

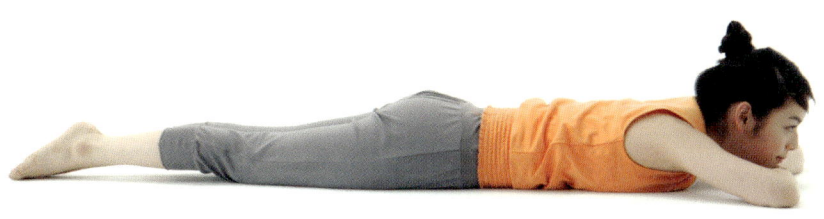

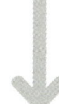

9 오른쪽 다리를 천천히
위로 올린다. 엉덩이
근육이 찌릿찌릿 아플
정도까지 올린다.

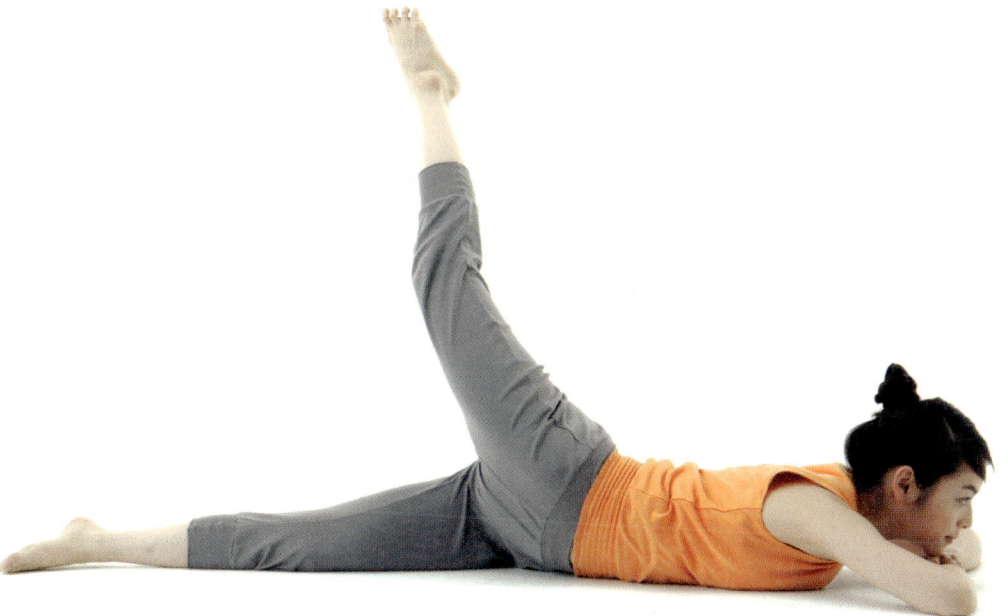

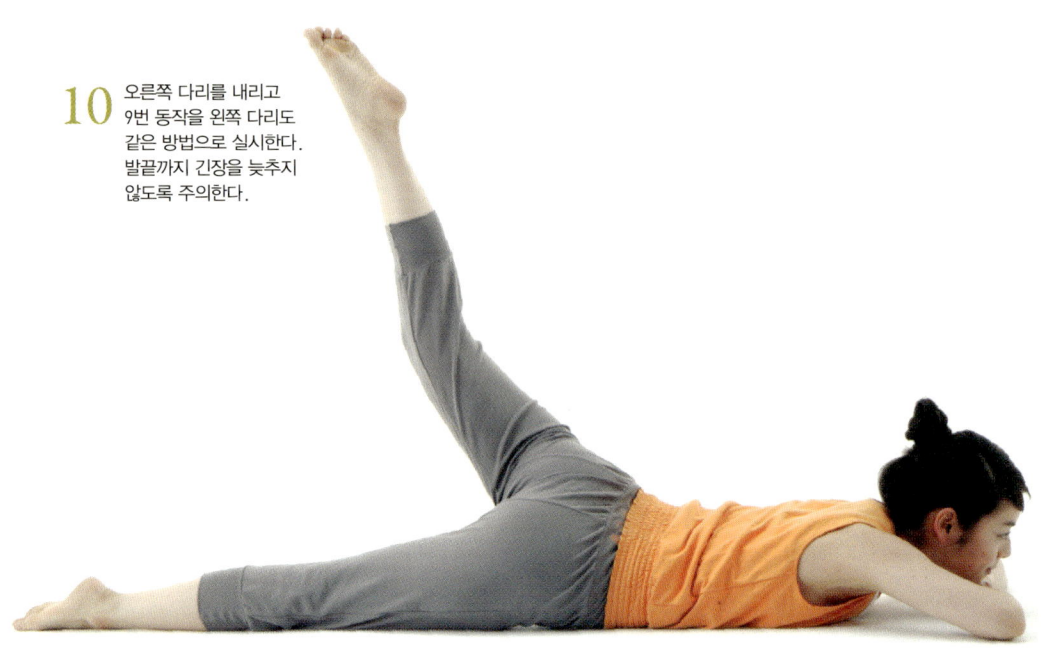

10 오른쪽 다리를 내리고 9번 동작을 왼쪽 다리도 같은 방법으로 실시한다. 발끝까지 긴장을 늦추지 않도록 주의한다.

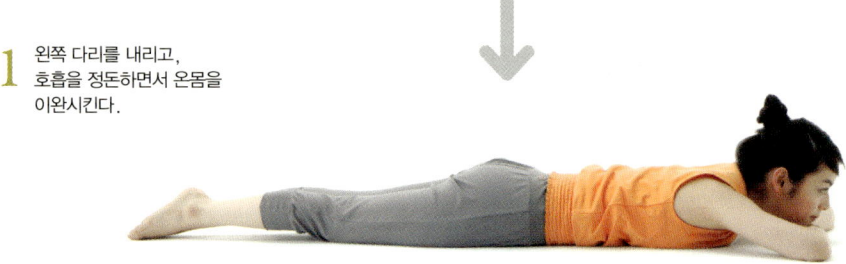

11 왼쪽 다리를 내리고, 호흡을 정돈하면서 온몸을 이완시킨다.

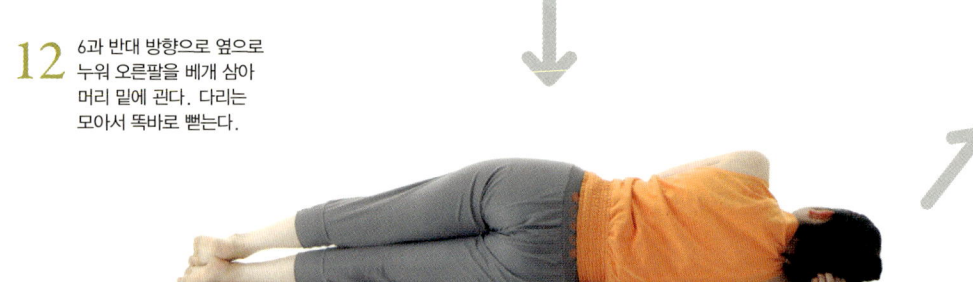

12 6과 반대 방향으로 옆으로 누워 오른팔을 베개 삼아 머리 밑에 괸다. 다리는 모아서 똑바로 뻗는다.

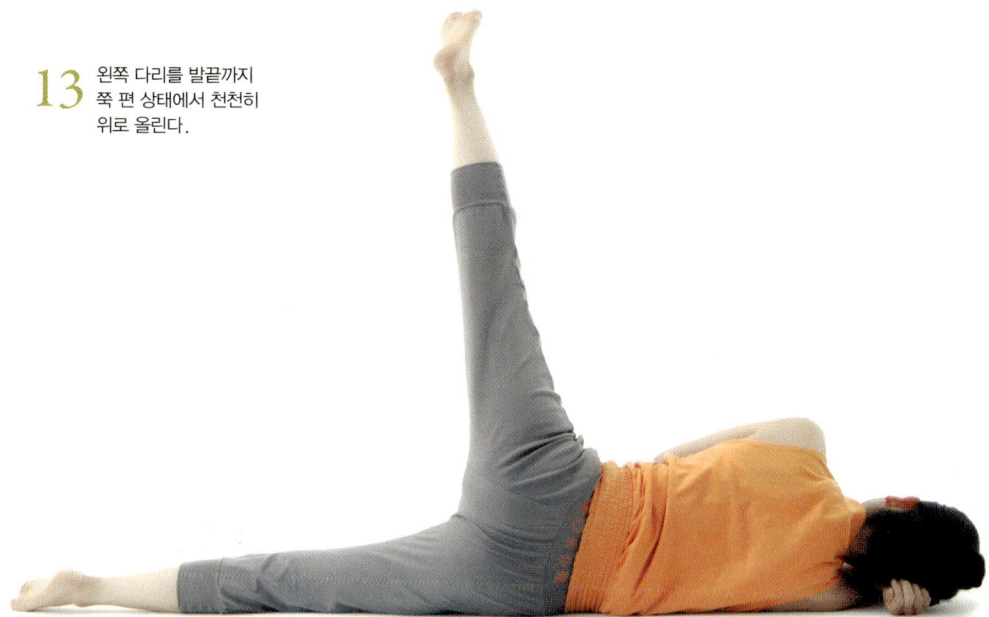

13 왼쪽 다리를 발끝까지
쭉 편 상태에서 천천히
위로 올린다.

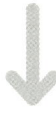

14 왼쪽 다리를 내리고
똑바로 눕는다.
잠시 쉬면서 호흡을
정돈한다.

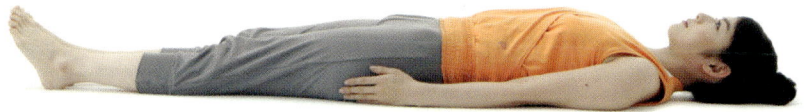

15 양 무릎을 굽혀 가슴까지
끌어올린 다음 양팔로
끌어안는다.

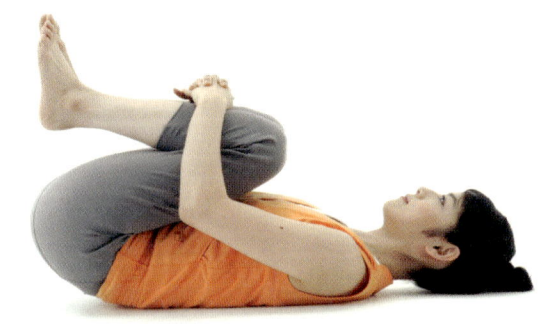

16 오뚝이처럼 반동을 이용해
상체를 일으킨다.

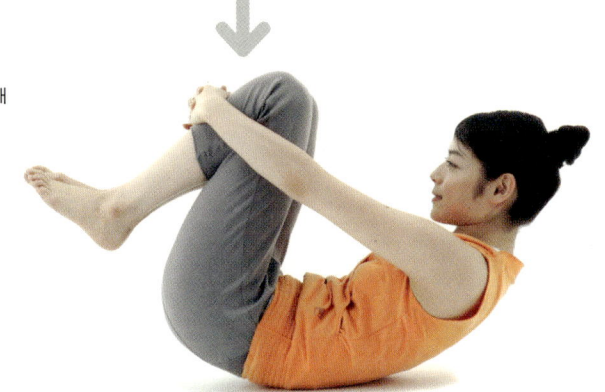

17 등 근육을 쭉 펴고
양팔로 무릎을 감싼 채
앉는다. 그 자세에서
천천히 심호흡한다.

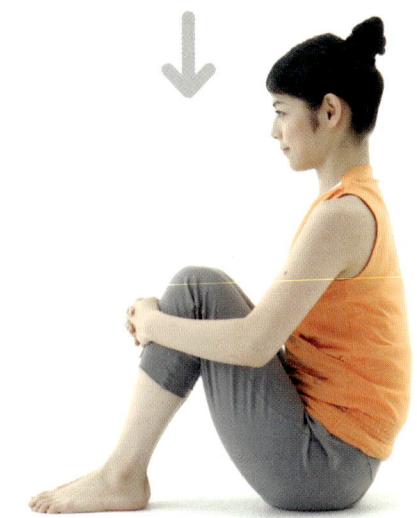

출근 시간 ● 엉덩이 근육을 조여주는 30초 힙업 포즈

지하철역에서 전철을 기다릴 때나 횡단보도에서 신호를 기다릴 때처럼 자투리 시간을 활용해 엉덩이 근육을 단련하자. 이 동작은 특히 엉덩이 위쪽 근육을 단련시켜 엉덩이 전체를 조여준다. 이렇게 항상 엉덩이를 의식하면서 생활하다 보면 엉덩이 모양이 금세 변화하는 것을 느끼게 될 것이다.

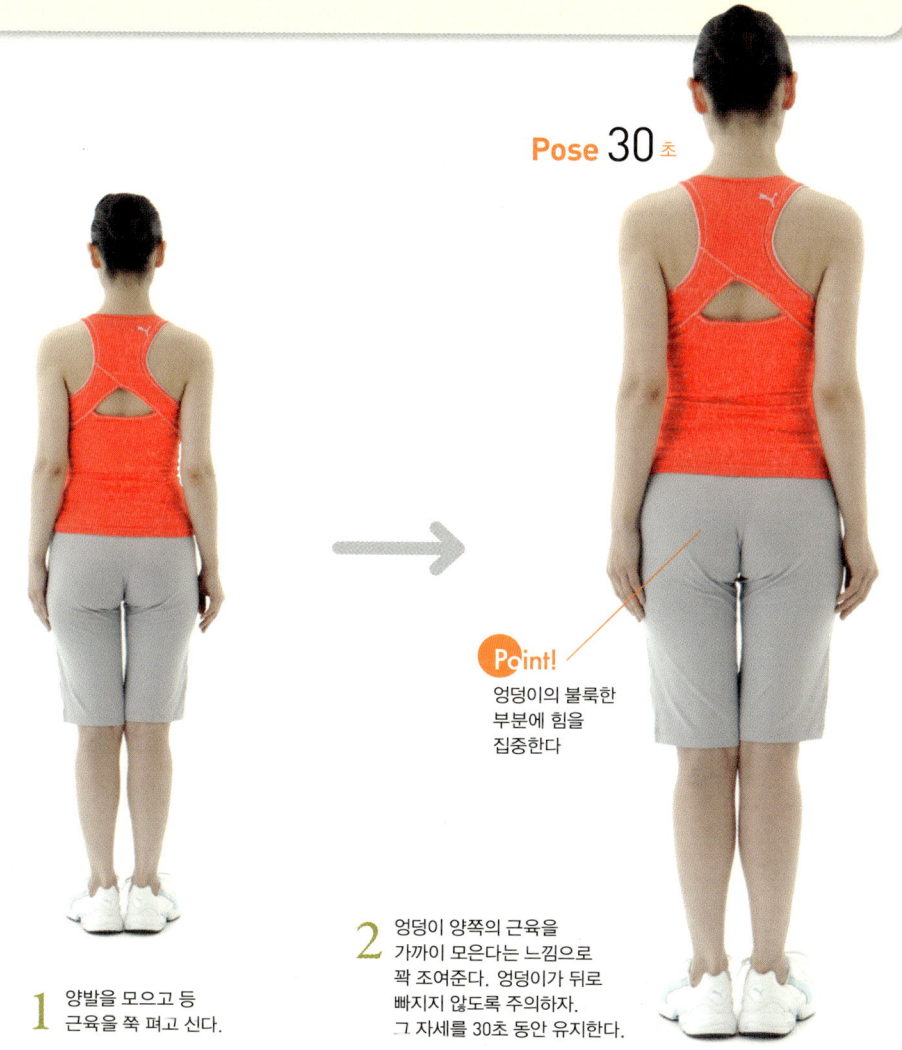

Pose 30초

Point!
엉덩이의 불룩한
부분에 힘을
집중한다

1 양발을 모으고 등
근육을 쭉 펴고 신다.

2 엉덩이 양쪽의 근육을
가까이 모은다는 느낌으로
꽉 조여준다. 엉덩이가 뒤로
빠지지 않도록 주의하자.
그 자세를 30초 동안 유지한다.

저녁식사 전 ● 처진 엉덩이를 예방하는 힙업 운동

엉덩이는 우리 몸에서 지방이 가장 붙기 쉬운 부위다. 엉덩이 근육이 약해지면 지방이 붙기 시작해 나중에는 붙어버린 지방을 지탱할 수 없게 된다. 엉덩이가 처지거나 늘어지는 것도 바로 이 때문이다. 힙업 운동으로 엉덩이와 그 주변의 근육을 단련해 지방이 잘 붙지 않는 예쁜 엉덩이를 만들자.

1 다리를 쭉 펴고 똑바로 눕는다. 턱을 당겨 똑바로 위를 바라본다.

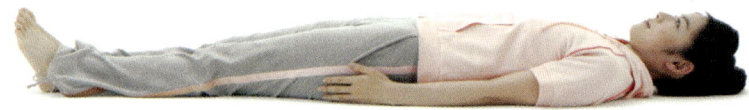

2 양 무릎을 모아서 가볍게 세운다. 몸을 이완시키면서 호흡을 가다듬는다.

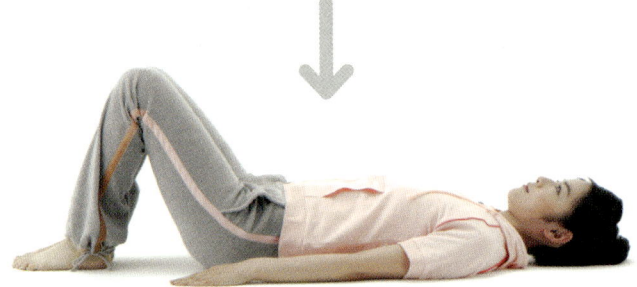

3 양 무릎과 양발을 붙인 채로 아주 천천히 허리를 들어 올린다.

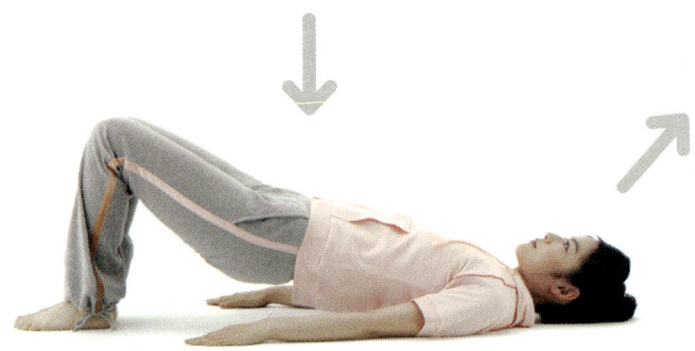

4 허리를 조금 더 들어
올린다. 무릎 사이가
벌어지지 않도록
주의한다.

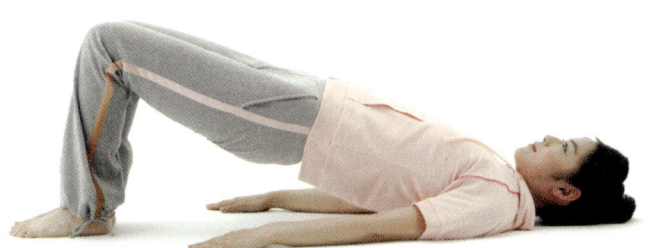

5 올릴 수 있는 만큼 최대한
들어 올린다. 등에서
허리까지의 근육이 부들부들
떨릴 정도면 OK.

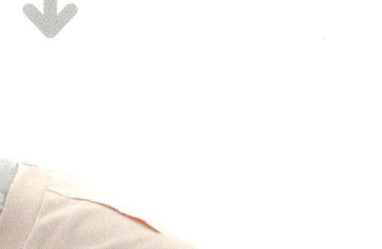

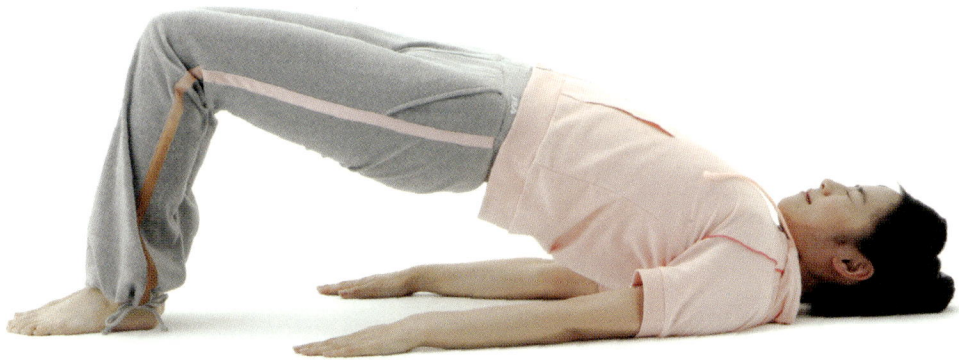

6 허리를 살짝 내려놓고
몸에서 힘을 뺀다. 천천히
호흡을 정돈하면서
온몸을 이완시킨다.

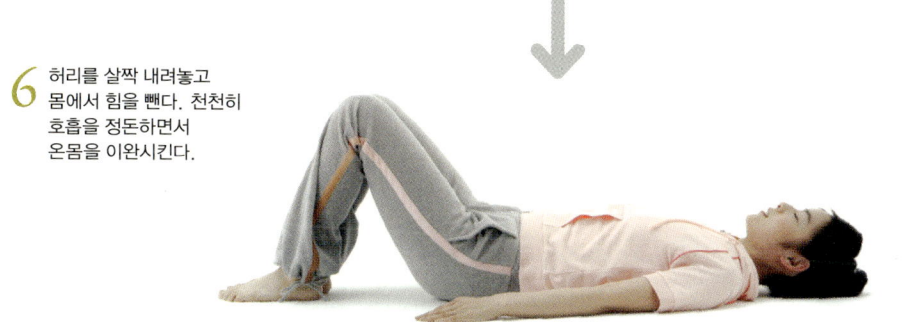

저녁식사 후 ● 엉덩이 근육을 올려주는 힙업 워킹

엉덩이와 허벅지의 경계가 없고 축 처진 엉덩이는 엉덩이 아래쪽 근육이 약해진 것이 원인이다. 이 부분의 근육을 단련해 보기 좋게 힙업되고 허벅지와의 경계도 명확한 엉덩이를 만들자. 엉덩이가 쑥 올라가면 다리가 길어 보이는 효과도 있다. 이번 힙업 워킹에서는 몸을 최대한 비틀면서 한 걸음 한 걸음 크고 대담하게 걷도록 주의한다.

|Side Version|

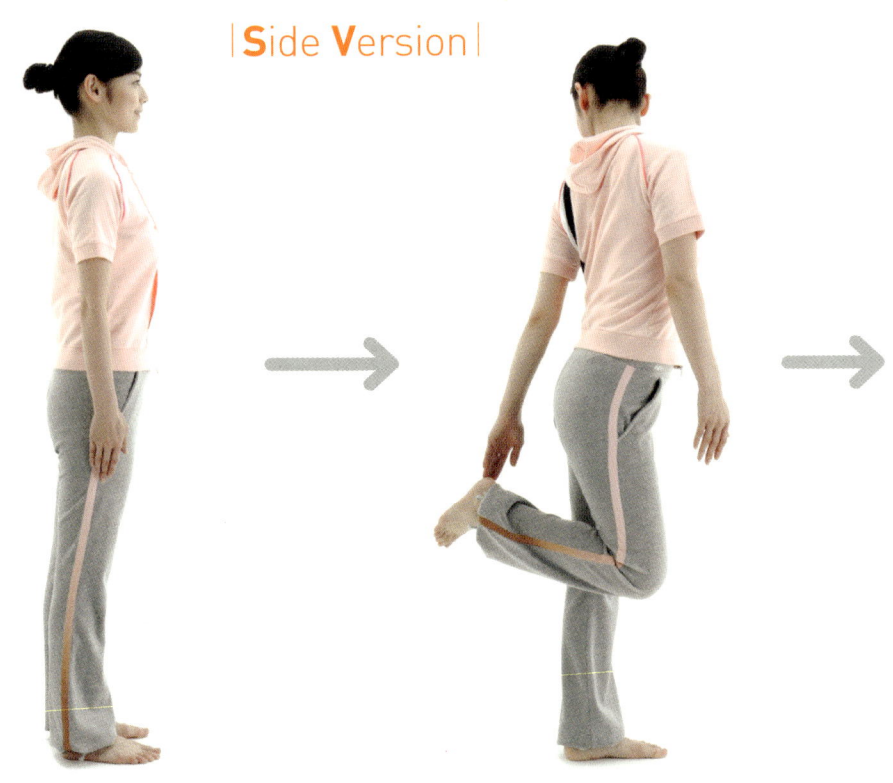

1 등을 곧게 펴고 선다.
얼굴은 진행 방향을 향하고
시선은 앞에 고정한다.

2 무릎을 접어 발을 들어 올리고
뒤를 돌아보면서 접은 다리의
발뒤꿈치에 손을 갖다 댄다.
같은 방법으로 발을 바꾸며 걷는다.

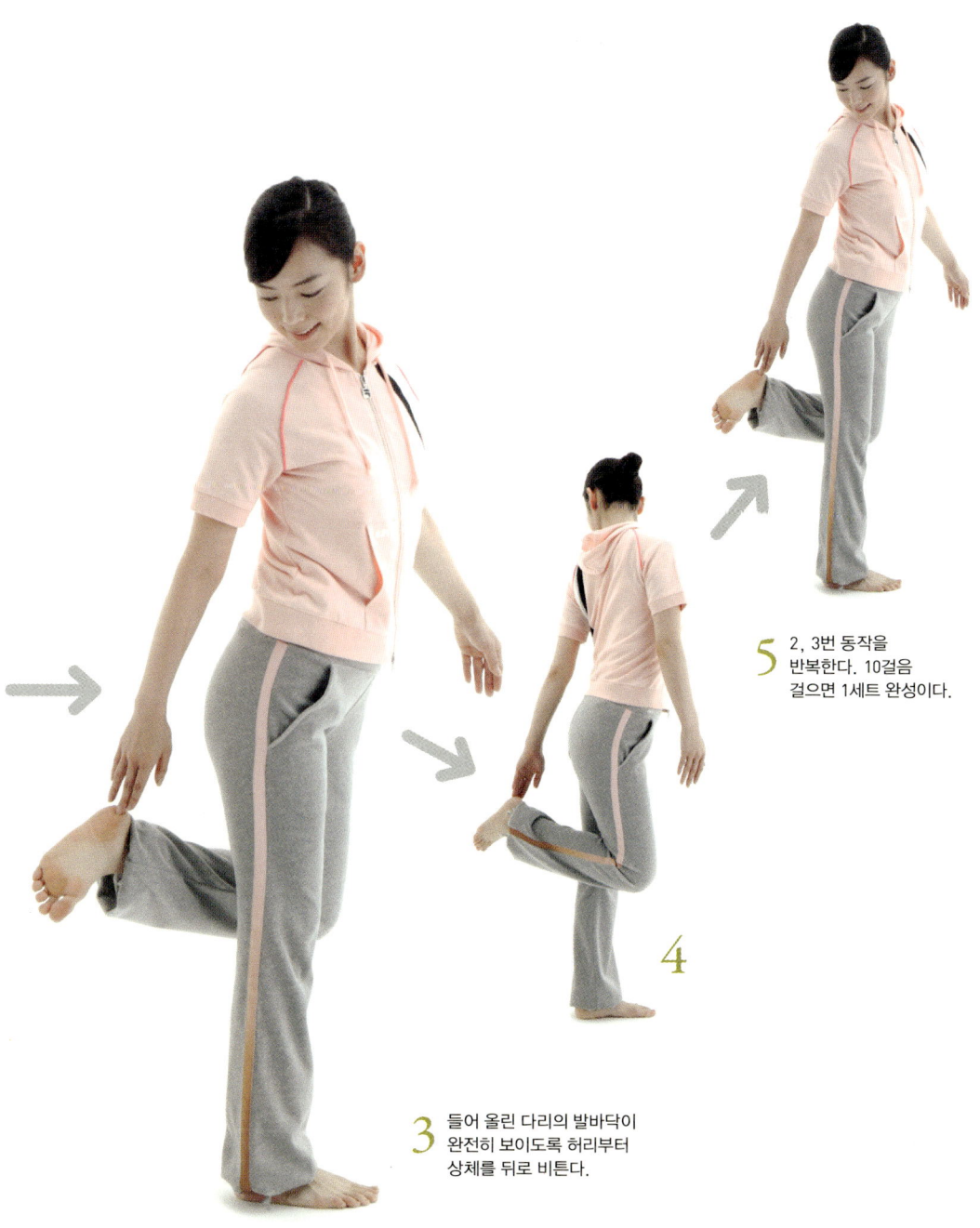

5 2, 3번 동작을
반복한다. 10걸음
걸으면 1세트 완성이다.

3 들어 올린 다리의 발바닥이
완전히 보이도록 허리부터
상체를 뒤로 비튼다.

4

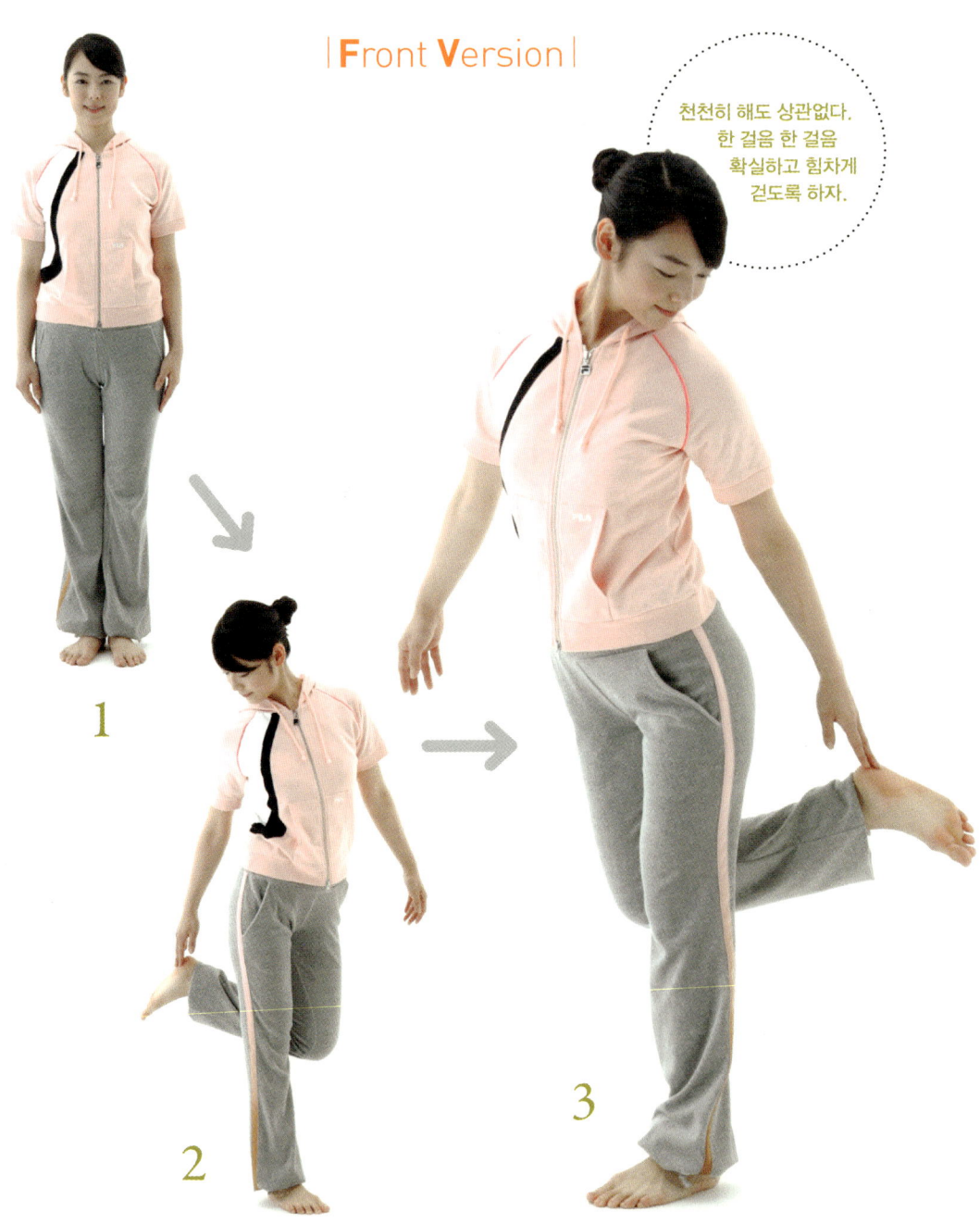

|**F**ront **V**ersion|

천천히 해도 상관없다.
한 걸음 한 걸음
확실하고 힘차게
걷도록 하자.

1

2

3

취침 전 ● 탄력 있는 엉덩이를 만드는 하체 강화 힙업 운동

엉덩이로 이어지는 허리 근육이 늘어지면 탄력 없이 처진 엉덩이가 될 수 있다. 이 운동은 하체, 특히 허리에서 엉덩이로 이어지는 근육을 중점적으로 단련해 탄력 있고 여성스러운 바디라인을 만들어준다. 다소 힘든 운동이지만 위로 쑥 솟아오른 엉덩이를 떠올리며 실시해보자.

1 다리를 모으고 똑바로 눕는다. 온몸이 편안하게 이완된 상태에서 시작한다.

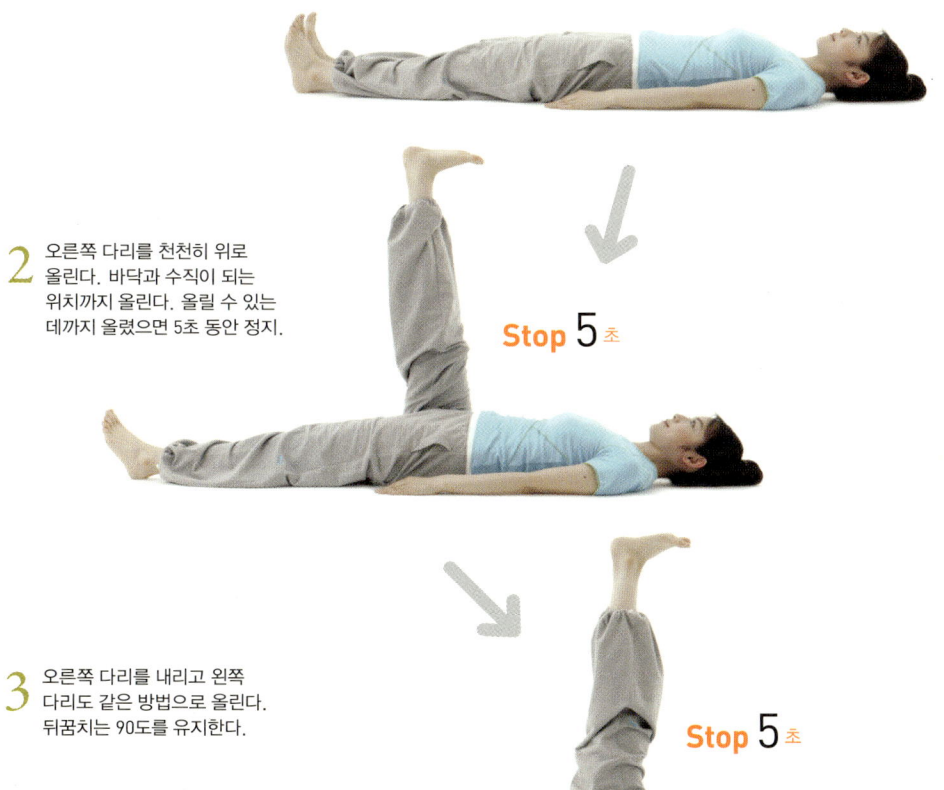

2 오른쪽 다리를 천천히 위로 올린다. 바닥과 수직이 되는 위치까지 올린다. 올릴 수 있는 데까지 올렸으면 5초 동안 정지.

Stop 5초

3 오른쪽 다리를 내리고 왼쪽 다리도 같은 방법으로 올린다. 뒤꿈치는 90도를 유지한다.

Stop 5초

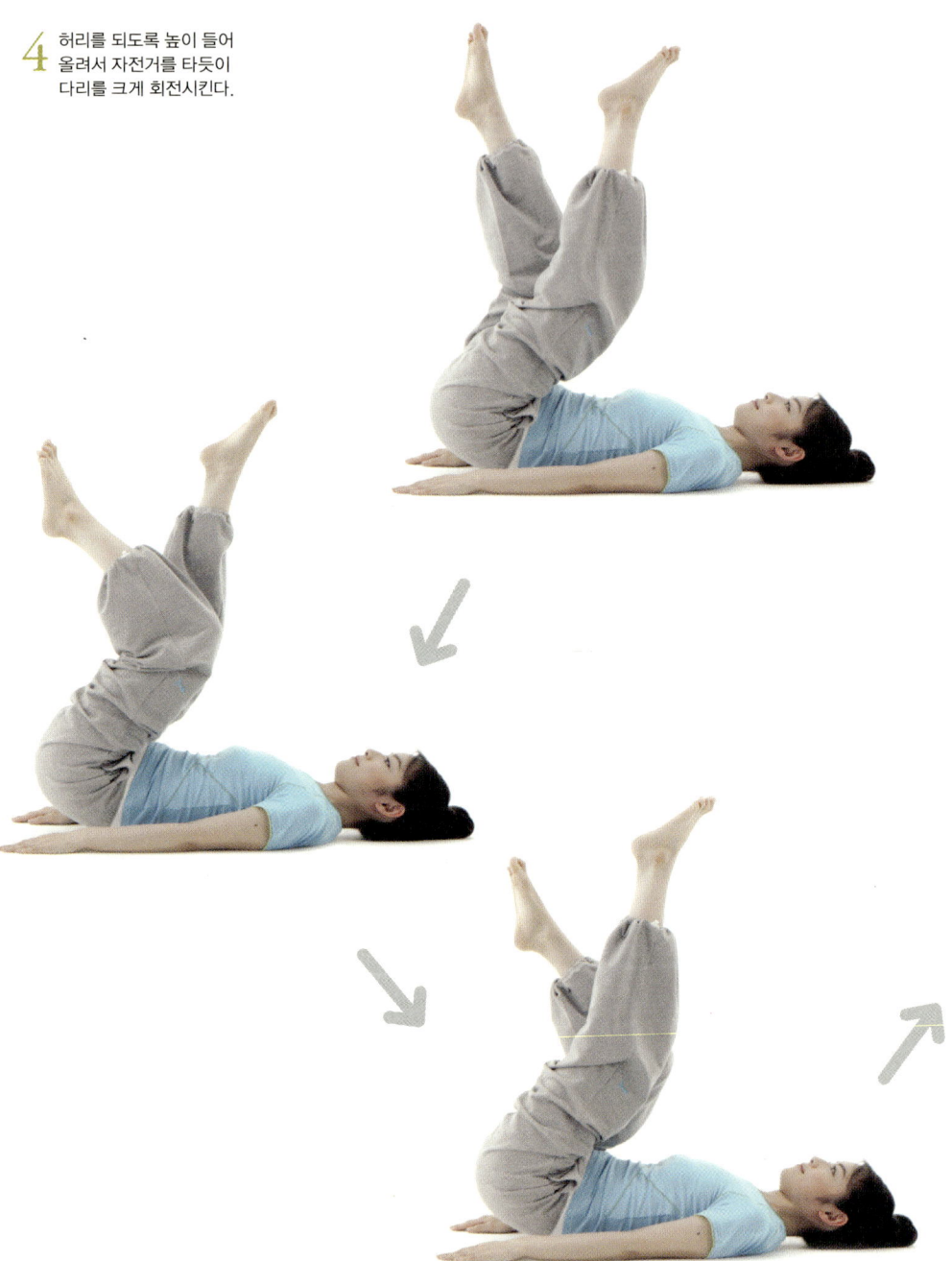

4 허리를 되도록 높이 들어
올려서 자전거를 타듯이
다리를 크게 회전시킨다.

5 양다리를 모으고
바닥과 수직이 되도록
한다. 발뒤꿈치는
90도를 유지한다.

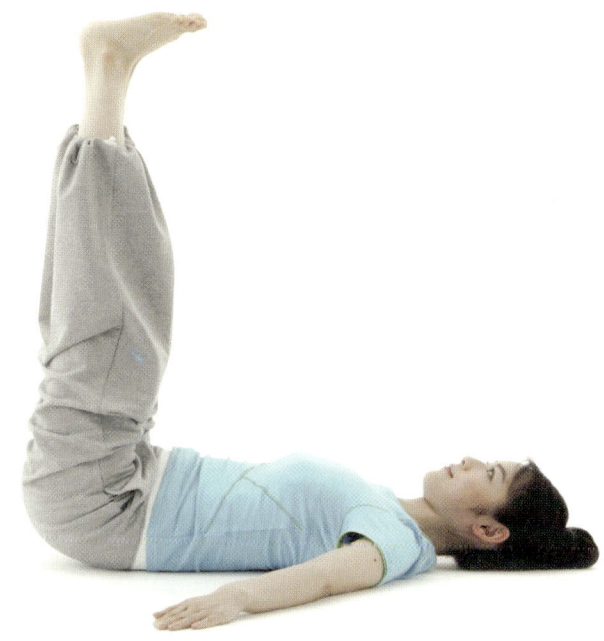

6 그대로 천천히 왼쪽으로
기울인다. 기울일 수 있는
만큼 최대한 기울인 뒤 5초
동안 유지한다. 배에 힘을 주고
머리는 다리와 반대 방향을
향하게 한다.

Stop 5 초

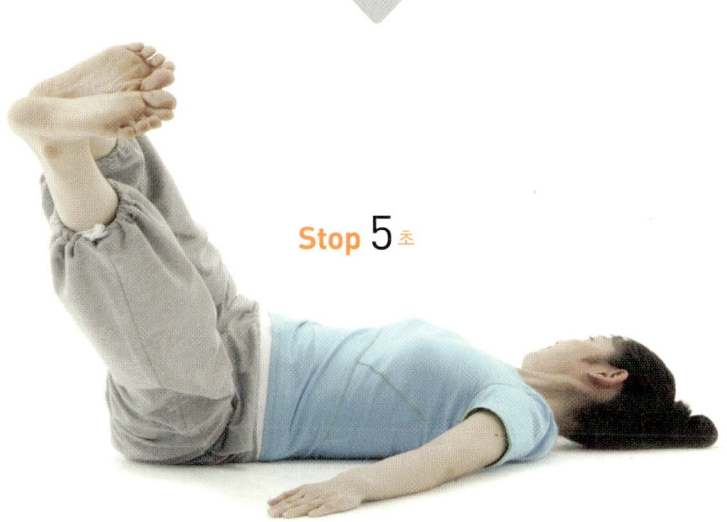

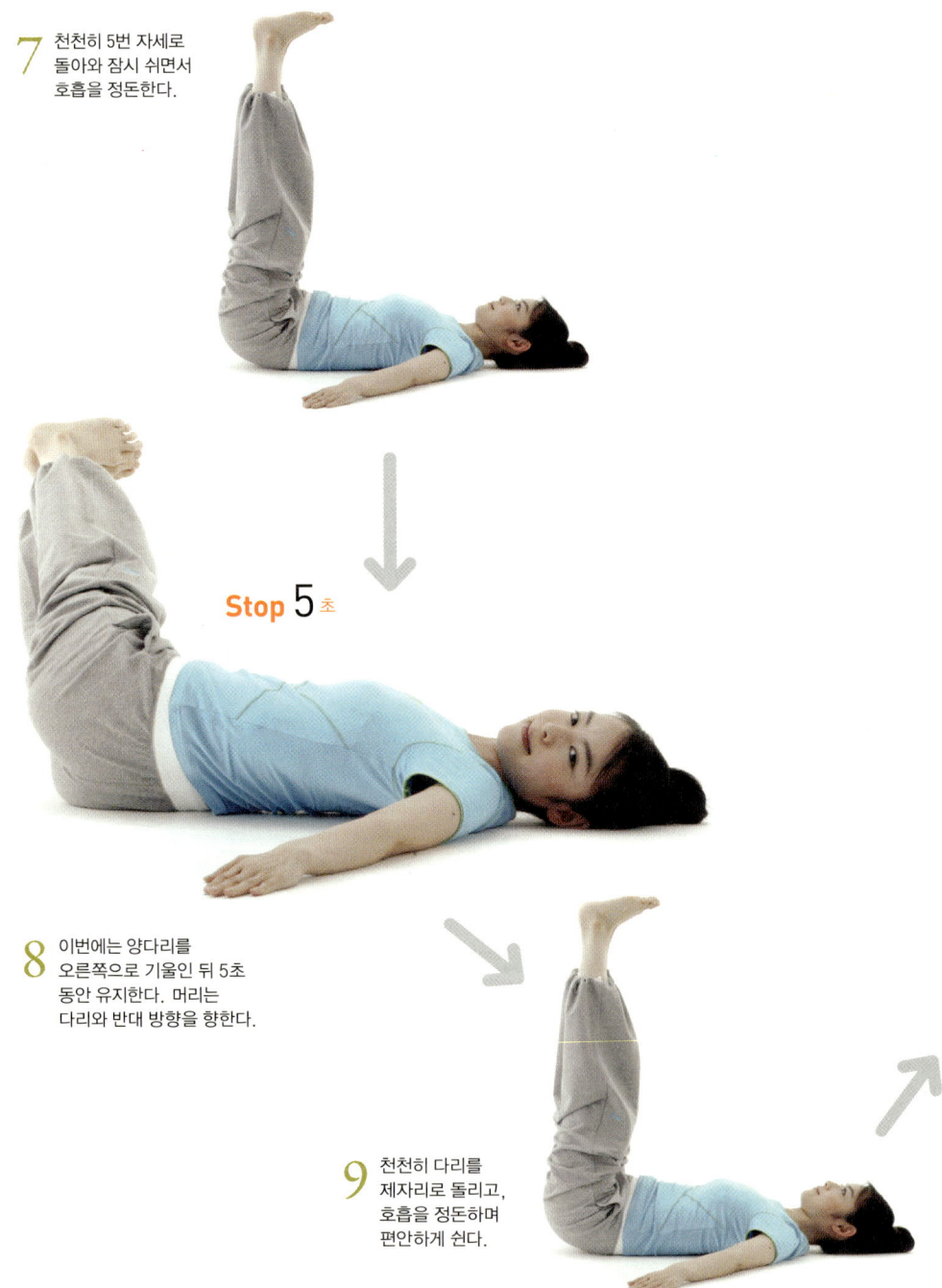

7 천천히 5번 자세로
돌아와 잠시 쉬면서
호흡을 정돈한다.

Stop 5 초

8 이번에는 양다리를
오른쪽으로 기울인 뒤 5초
동안 유지한다. 머리는
다리와 반대 방향을 향한다.

9 천천히 다리를
제자리로 돌리고,
호흡을 정돈하며
편안하게 쉰다.

10 그 상태에서 무릎이 직각을 이루도록 무릎 아래만 바닥과 평행하게 내린다.

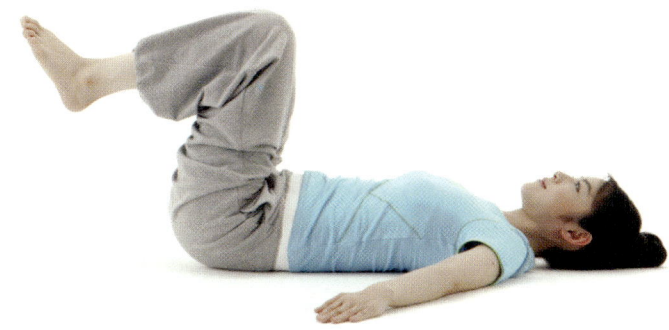

11 발끝부터 천천히 아래로 내린다. 허벅지에 힘을 빼지 않도록 주의한다.

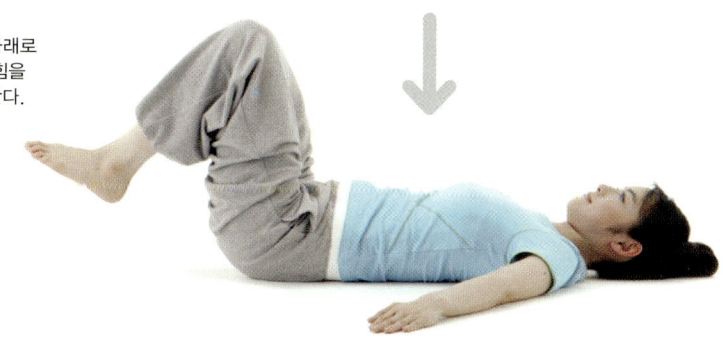

12 다리를 완전히 내린다. 무릎을 가볍게 굽힌 상태에서 천천히 심호흡한다.

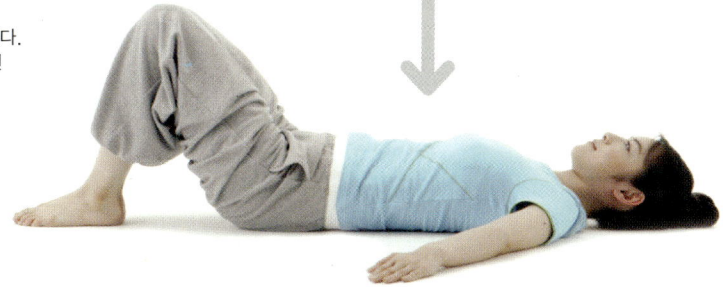

13 1번 자세로 돌아와 똑바로 눕는다. 온몸의 힘을 빼고 호흡의 리듬을 다시 잡아준다.

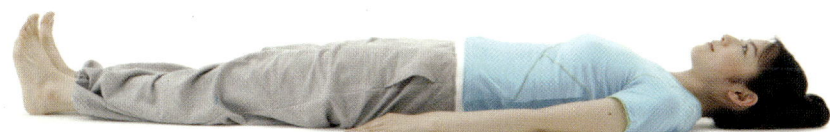

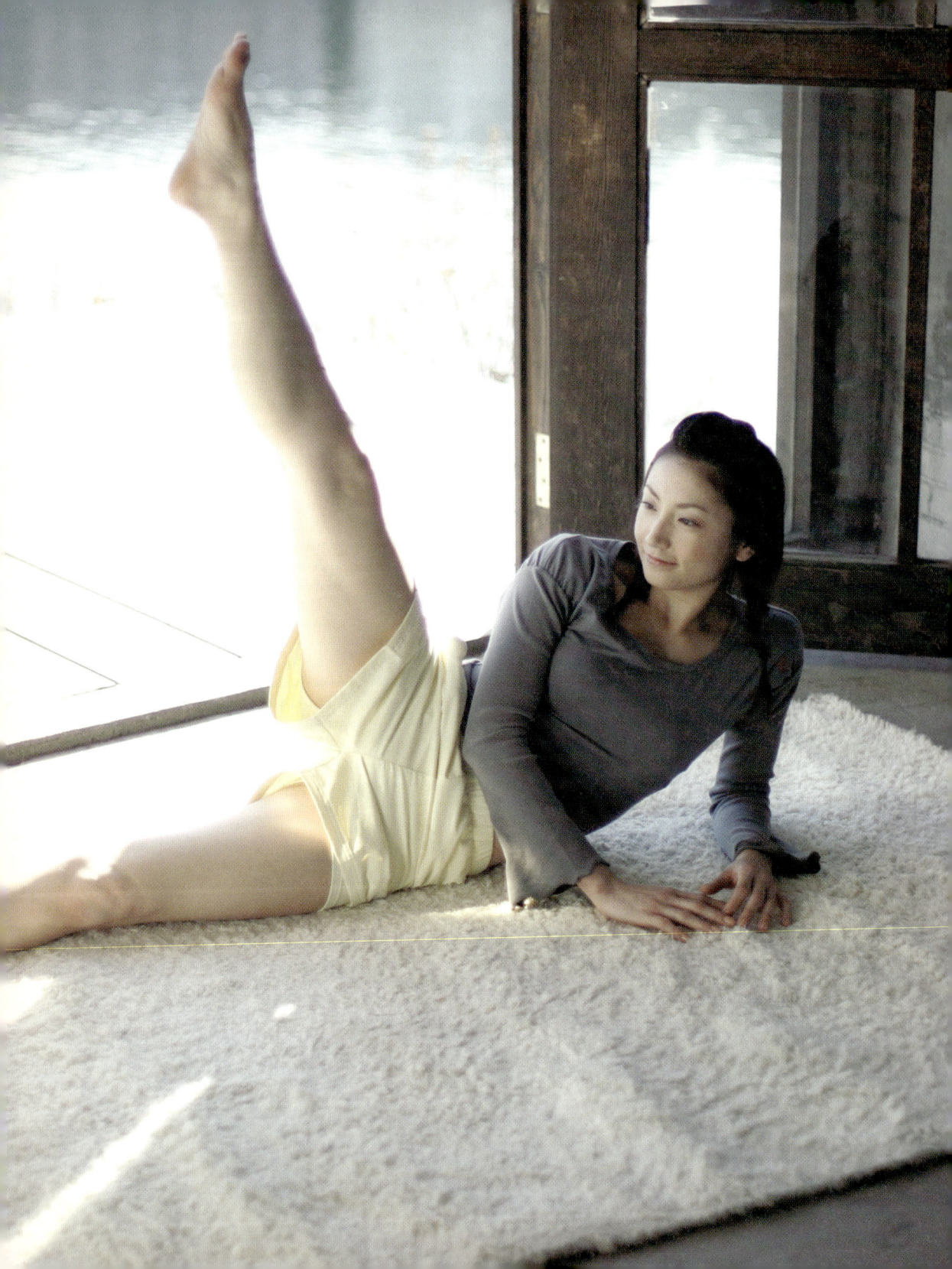

S라인을 만드는
스트레칭과 워킹

엉덩이 모양이 달라지면 자연히 몸매 전체가 아름다워진다. 9, 10일째에는 허리에서부터
엉덩이, 허벅지까지 하체의 바디라인을 매끄럽게 다듬는다.

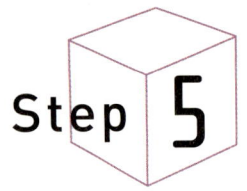

아침

지방의 연소를 높이는 워킹

평소에는 거의 움직이지 않는 고관절을 부드럽게 풀어주어 림프의 흐름을 촉진한다. 대사율이 높아져 지방의 연소가 활발해진다.

엉덩이 유형별 운동 횟수
편평한 엉덩이 … **2세트**
처진 엉덩이 … **3세트**
오리 엉덩이 … **5세트**

점심시간

복부 지방을 연소시키는 5초 포즈

복부 주변은 지방이 쉽게 붙는 반면 잘 빠지지는 않는 부위다. 점심식사 후 잠시 시간을 내 불필요한 지방이 붙지 않도록 예방하고 이미 붙은 지방은 연소시키는 운동을 해보자.

엉덩이 유형별 운동 횟수
편평한 엉덩이 … **2세트**
처진 엉덩이 … **2세트**
오리 엉덩이 … **2세트**

저녁식사 전

잘록한 허리를 만드는 스트레칭

옆구리에 지방이 붙으면 체형이 어린아이 몸매처럼 두루뭉술해진다. 몸을 비트는 동작이 들어간 스트레칭으로 탄탄하고 잘록한 허리를 만들자.

엉덩이 유형별 운동 횟수
편평한 엉덩이 … **3세트**
처진 엉덩이 … **5세트**
오리 엉덩이 … **3세트**

저녁식사 전

매끈한 하체 라인을 만드는 워킹

엉덩이에서부터 다리 전체를 크게 움직여 림프의 흐름을 개선하고 혈액순환을 촉진한다. 다리가 잘 붓지 않게 하는 데 큰 효과가 있다.

엉덩이 유형별 운동 횟수

편평한 엉덩이 … **3세트**

처진 엉덩이 … **5세트**

오리 엉덩이 … **5세트**

저녁식사 후

허벅지의 군살과 지방을 빼는 스트레칭

허벅지가 엉덩이 선보다 옆으로 튀어나오면 뚱뚱해 보인다. 허벅지 바깥쪽의 튀어나온 살을 빼서 하체 라인을 매끄럽게 정돈하자.

엉덩이 유형별 운동 횟수

편평한 엉덩이 … **8세트**

처진 엉덩이 … **6세트**

오리 엉덩이 … **10세트**

취침 전

엉덩이와 허벅지 라인을 다듬는 하체 운동

동양인의 엉덩이는 원래 편평하고 옆으로 퍼진 형태다. 허벅지 위쪽 근육을 단련시켜 엉덩이와 허벅지의 경계가 명확한 둥그스름한 엉덩이를 만들자.

엉덩이 유형별 운동 횟수

편평한 엉덩이 … **5세트**

처진 엉덩이 … **3세트**

오리 엉덩이 … **3세트**

아침 ● 지방의 연소를 높이는 워킹

고관절은 평소 거의 움직이지 않는 부위다. 고관절의 운동 부족은 엉덩이 주변에 노폐물이 쌓이게 해 부기나 하체 비만의 원인이 되기도 한다. 아침에는 고관절을 부드럽게 풀어주는 워킹으로 잠이 덜 깬 몸을 활기차게 깨우자. 좌우로 몸을 크게 흔들면서 걸으면 온몸의 혈액순환이 원활해져 대사기능이 향상되고 지방의 연소도 높아진다.

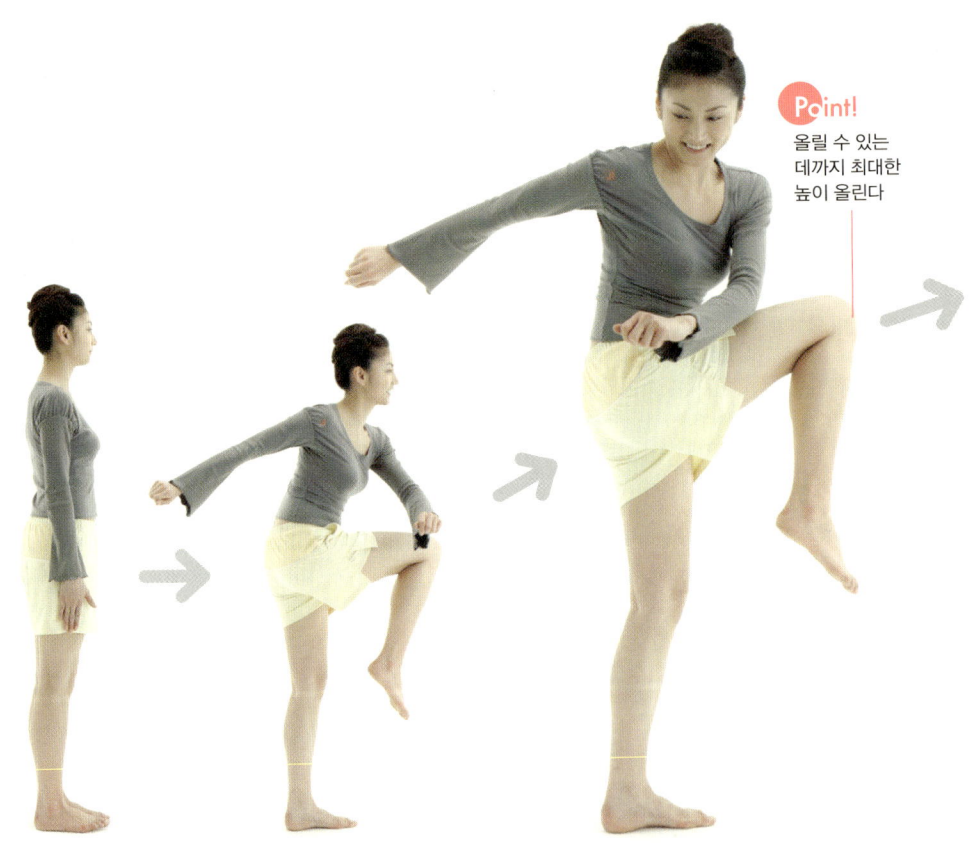

Point!
올릴 수 있는 데까지 최대한 높이 올린다

1 등 근육을 쭉 펴고 선다. 얼굴은 진행 방향을 향하게 하고 시선은 앞으로 고정한다.

2 걸을 때는 팔을 앞뒤로 크게 흔들고, 앞으로 내민 손과 반대쪽 다리를 들어 올린다.

3 상체를 비틀며 무릎을 더 높은 위치까지 최대한 많이 올린다. 팔은 최대한 크게 흔든다.

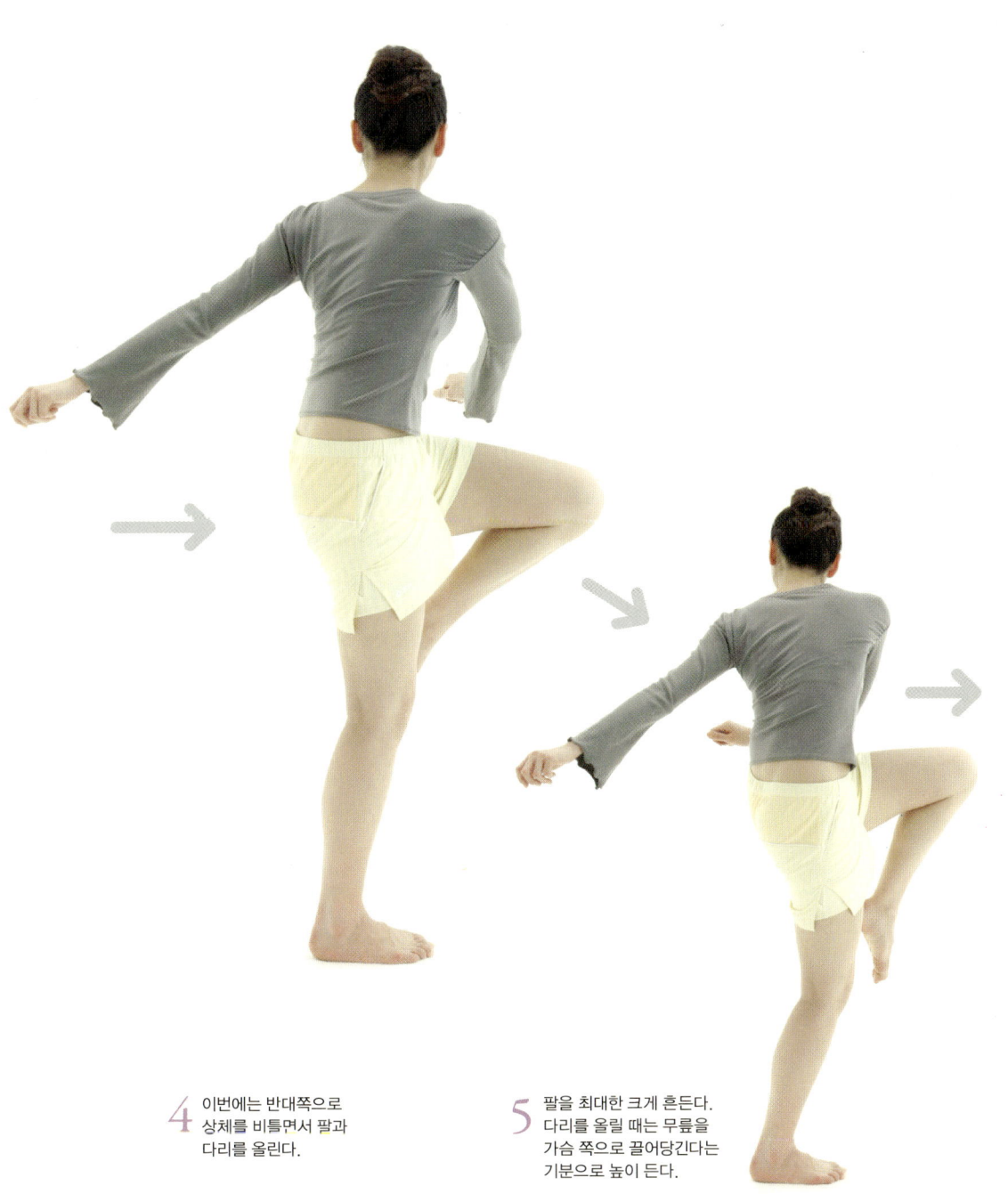

4 이번에는 반대쪽으로
상체를 비틀면서 팔과
다리를 올린다.

5 팔을 최대한 크게 흔든다.
다리를 올릴 때는 무릎을
가슴 쪽으로 끌어당긴다는
기분으로 높이 든다.

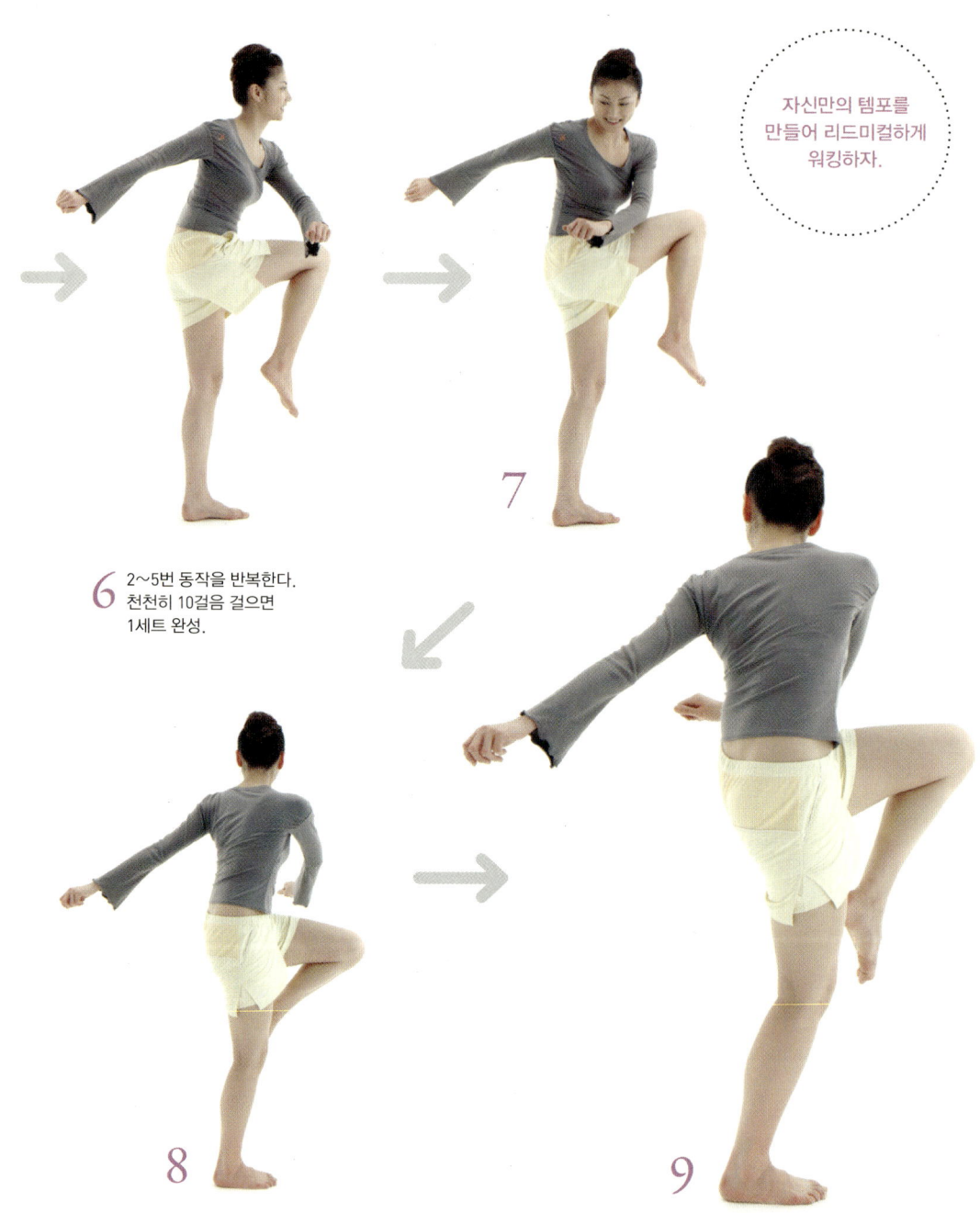

자신만의 템포를
만들어 리드미컬하게
워킹하자.

7

6 2~5번 동작을 반복한다.
천천히 10걸음 걸으면
1세트 완성.

8

9

복부 주변은 지방이 쉽게 붙는 데다가 한 번 붙으면 잘 빠지지 않는다. 또한 복부에 지방이 붙으면 몸의 균형이 비틀려 엉덩이가 뒤로 쑥 빠지게 된다. 점심식사 후 잠시 시간을 내 포즈를 취해보자. 몸에 불필요한 지방이 붙지 않도록 방지하고, 이미 붙은 지방은 연소시킬 수 있다. 다소 힘든 자세일 수도 있으나 잘록한 허리와 아름다운 엉덩이 라인을 만드는 데 효과 만점이다.

Pose 5초

다리를 모으고 의자에 앉는다. 팔꿈치를 펴고 의자 양옆에 손을 짚은 뒤 배에 힘을 주면서 몸을 들어 올린다. 그대로 5초 동안 유지한다.

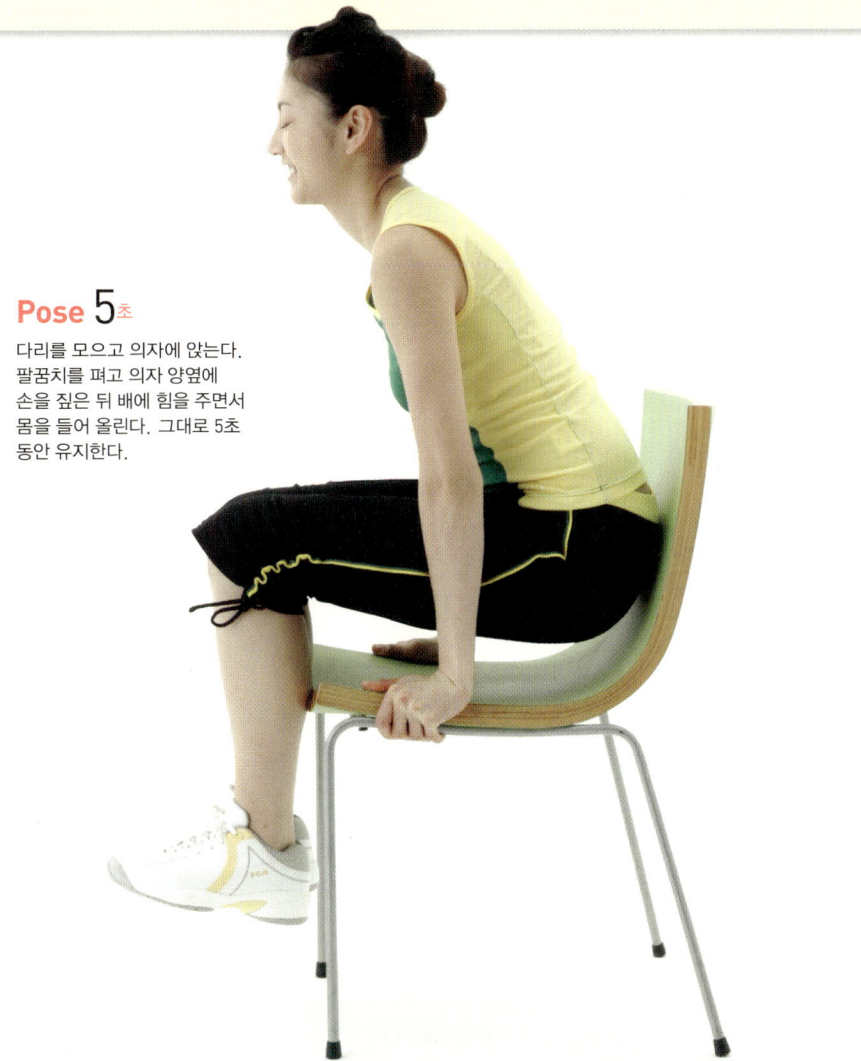

저녁식사 전 ● 잘록한 허리를 만드는 스트레칭

옆구리에 지방이 붙으면 굴곡 없이 두루뭉술한 허리로 변한다. 몸을 비트는 동작이 들어간 스트레칭으로 지방을 연소시키면 탄탄하고 잘록한 허리가 만들어진다. 머릿속으로 매끈한 허리 라인을 상상하면서 운동하자.

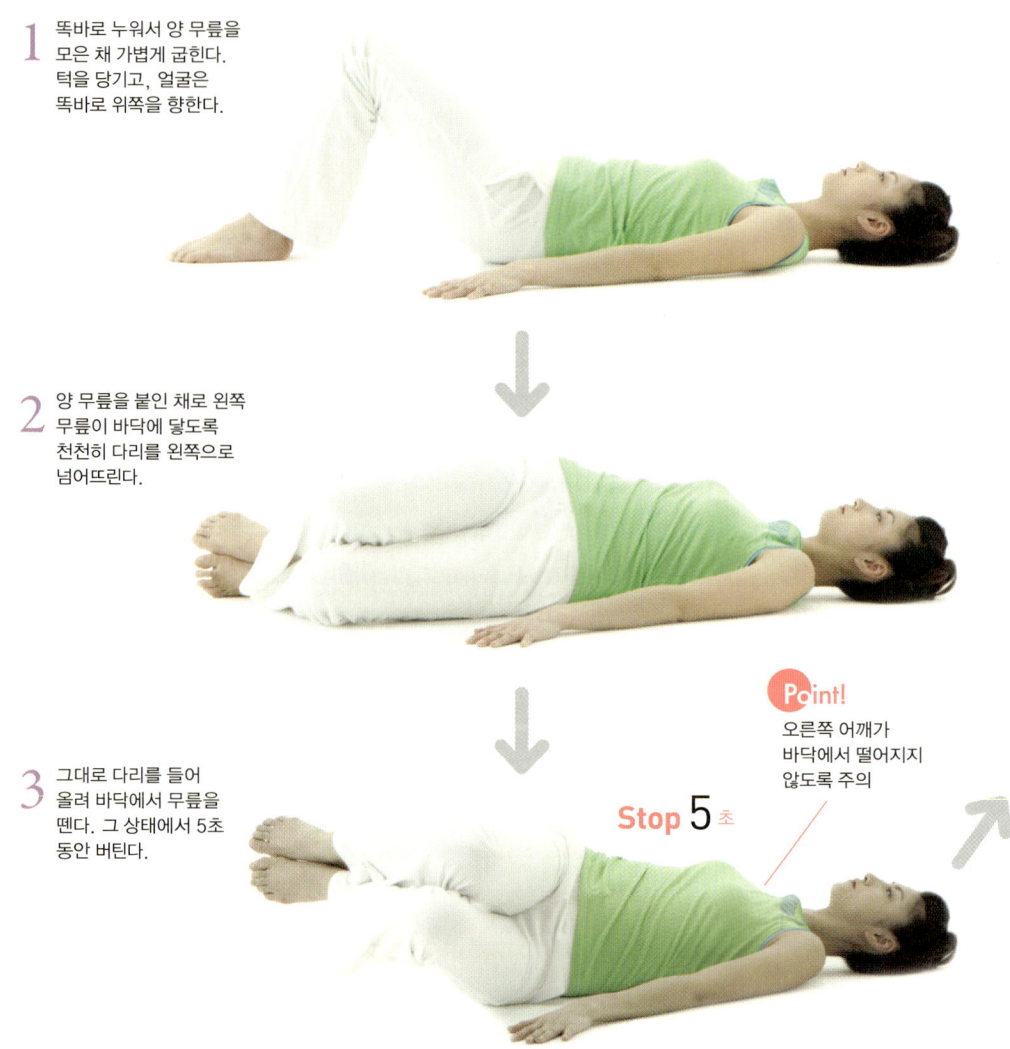

1 똑바로 누워서 양 무릎을 모은 채 가볍게 굽힌다. 턱을 당기고, 얼굴은 똑바로 위쪽을 향한다.

2 양 무릎을 붙인 채로 왼쪽 무릎이 바닥에 닿도록 천천히 다리를 왼쪽으로 넘어뜨린다.

3 그대로 다리를 들어 올려 바닥에서 무릎을 뗀다. 그 상태에서 5초 동안 버틴다.

Stop 5 초

Point!
오른쪽 어깨가 바닥에서 떨어지지 않도록 주의

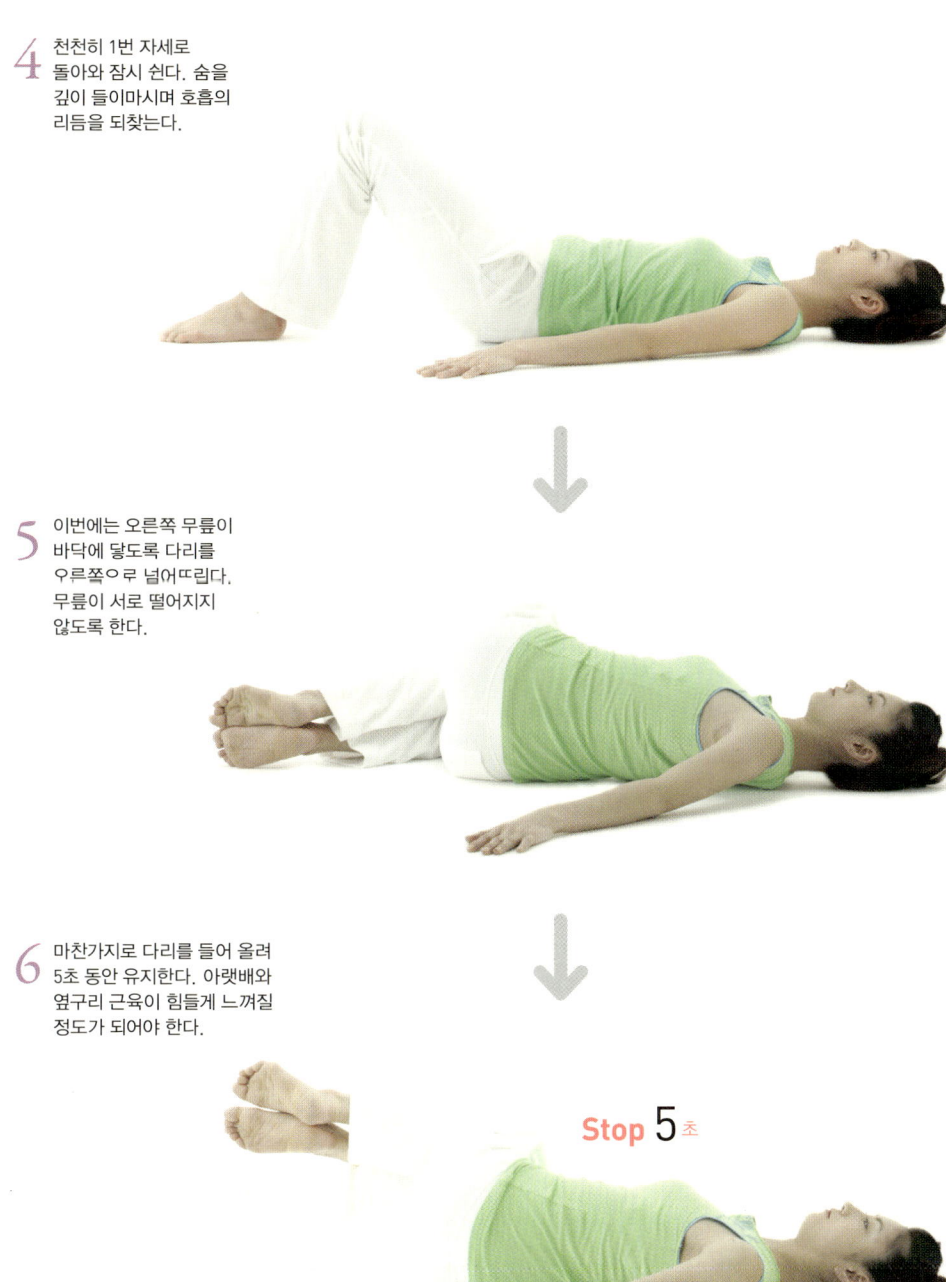

4 천천히 1번 자세로
돌아와 잠시 쉰다. 숨을
깊이 들이마시며 호흡의
리듬을 되찾는다.

5 이번에는 오른쪽 무릎이
바닥에 닿도록 다리를
오른쪽으로 넘어뜨린다.
무릎이 서로 떨어지지
않도록 한다.

6 마찬가지로 다리를 들어 올려
5초 동안 유지한다. 아랫배와
옆구리 근육이 힘들게 느껴질
정도가 되어야 한다.

Stop 5초

저녁식사 전 ● 매끈한 하체 라인을 만드는 워킹

저녁에 다리가 부은 상태로 계속 있으면 노폐물과 림프액이 다리에서 상체로 순환하기가 힘들어지며, 이를 그대로 방치하면 노폐물과 림프액이 점점 림프관에 쌓여 셀룰라이트로 변한다. 엉덩이에서부터 다리 전체를 크게 움직이는 워킹으로 림프의 흐름을 원활하게 하여 하체 라인을 매끈하게 만들자.

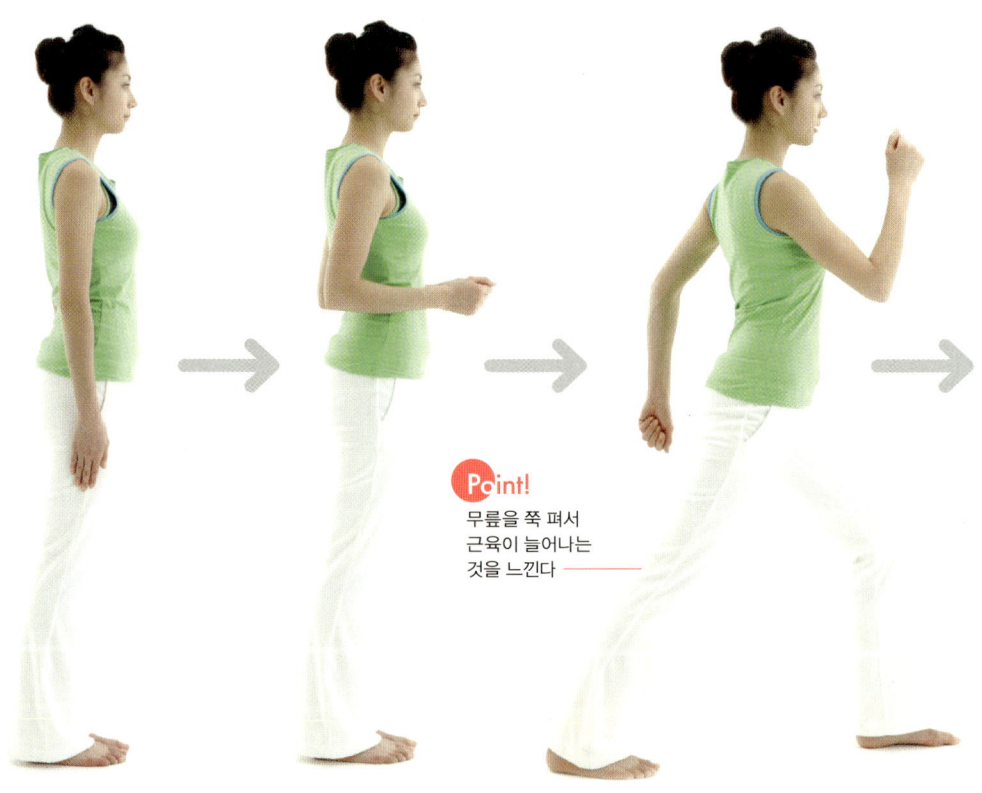

Point!
무릎을 쭉 펴서
근육이 늘어나는
것을 느낀다 ——

1 등을 쭉 펴고 선다. 얼굴은 진행 방향을 향하게 하고 시선은 앞으로 고정한다.

2 팔을 가볍게 구부려 허리 높이에 둔다. 어깨를 뒤로 당기고 가슴을 쭉 편다.

3 앞으로 크게 발을 내딛는다. 뒤에 있는 다리의 뒤쪽이 쭉 펴지도록 한다.

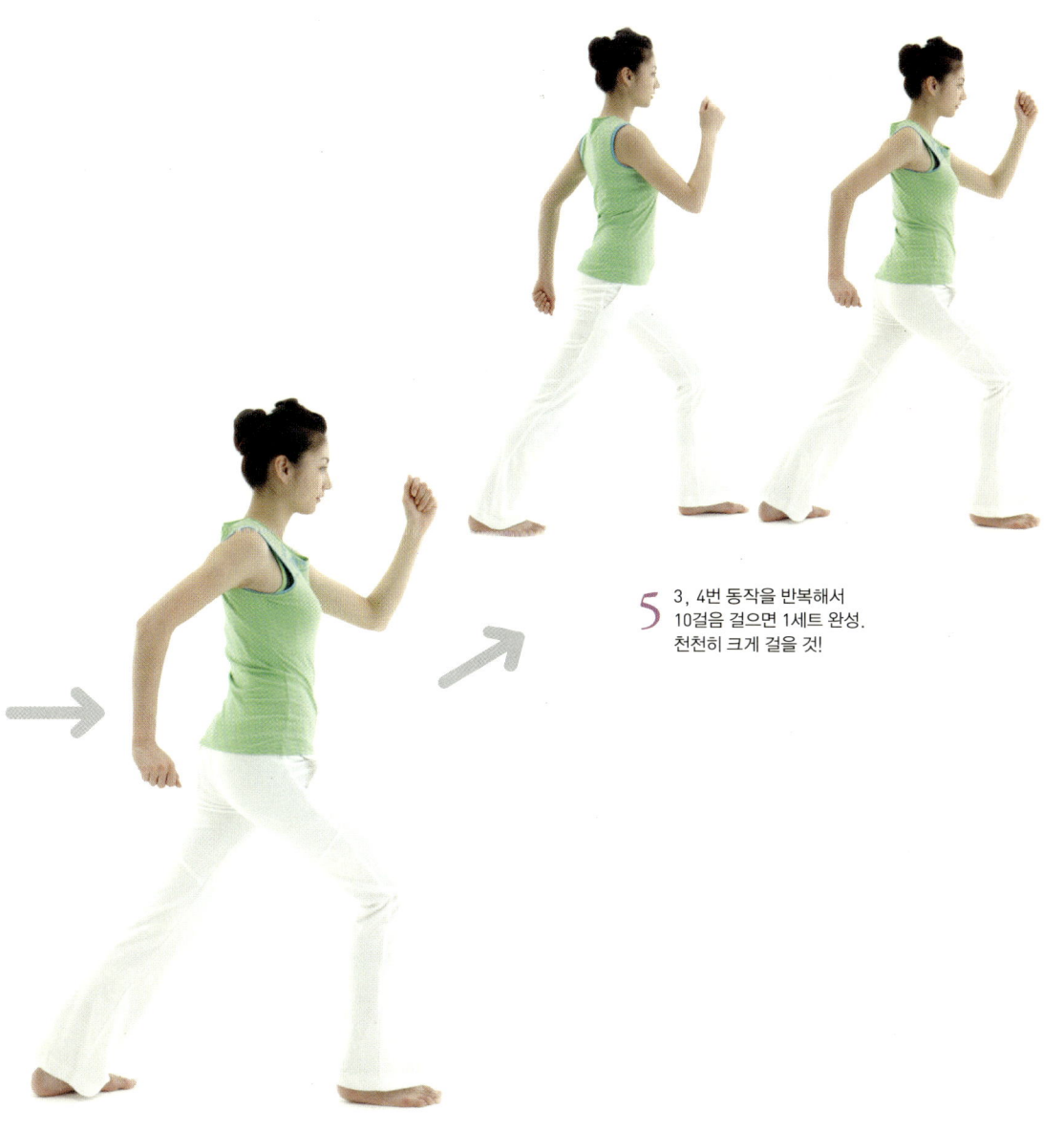

5 3, 4번 동작을 반복해서
10걸음 걸으면 1세트 완성.
천천히 크게 걸을 것!

4 이번에는 반대쪽 다리를
앞으로 크게 내딛는다.
몸이 앞으로 기울어지지
않도록 주의한다.

저녁식사 후 ● 허벅지의 군살과 지방을 빼는 스트레칭

허벅지가 엉덩이 선보다 옆으로 튀어나오면 하체가 뚱뚱해 보일 수밖에 없다. 허벅지를 바닥에 강하게 부딪치는 운동으로 허벅지 바깥쪽의 불필요한 지방을 빼서 라인을 매끈하게 바로잡자. 아플 정도로 부딪쳐야 효과적이다. 허벅지의 튀어나온 군살을 빼면 허리에서 엉덩이, 허벅지로 이어지는 바디라인이 아름다운 곡선을 그리게 된다.

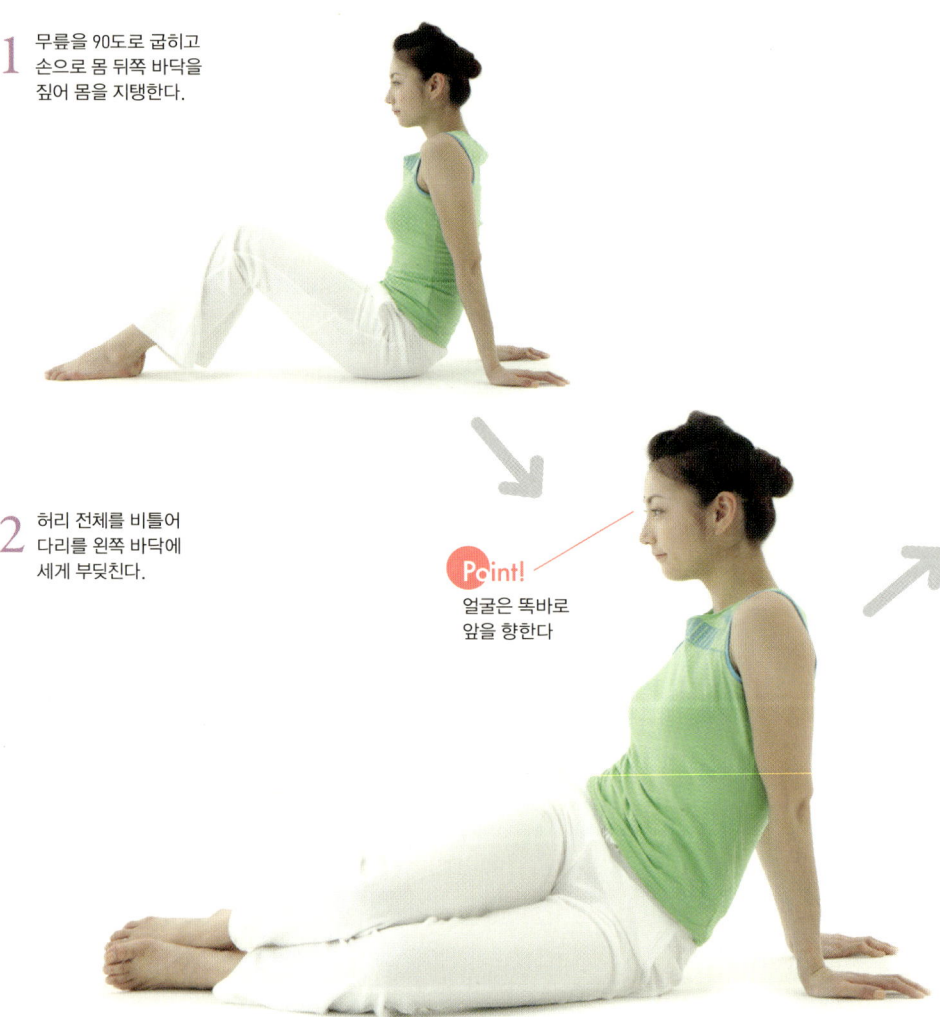

1 무릎을 90도로 굽히고 손으로 몸 뒤쪽 바닥을 짚어 몸을 지탱한다.

2 허리 전체를 비틀어 다리를 왼쪽 바닥에 세게 부딪친다.

Point!
얼굴은 똑바로 앞을 향한다

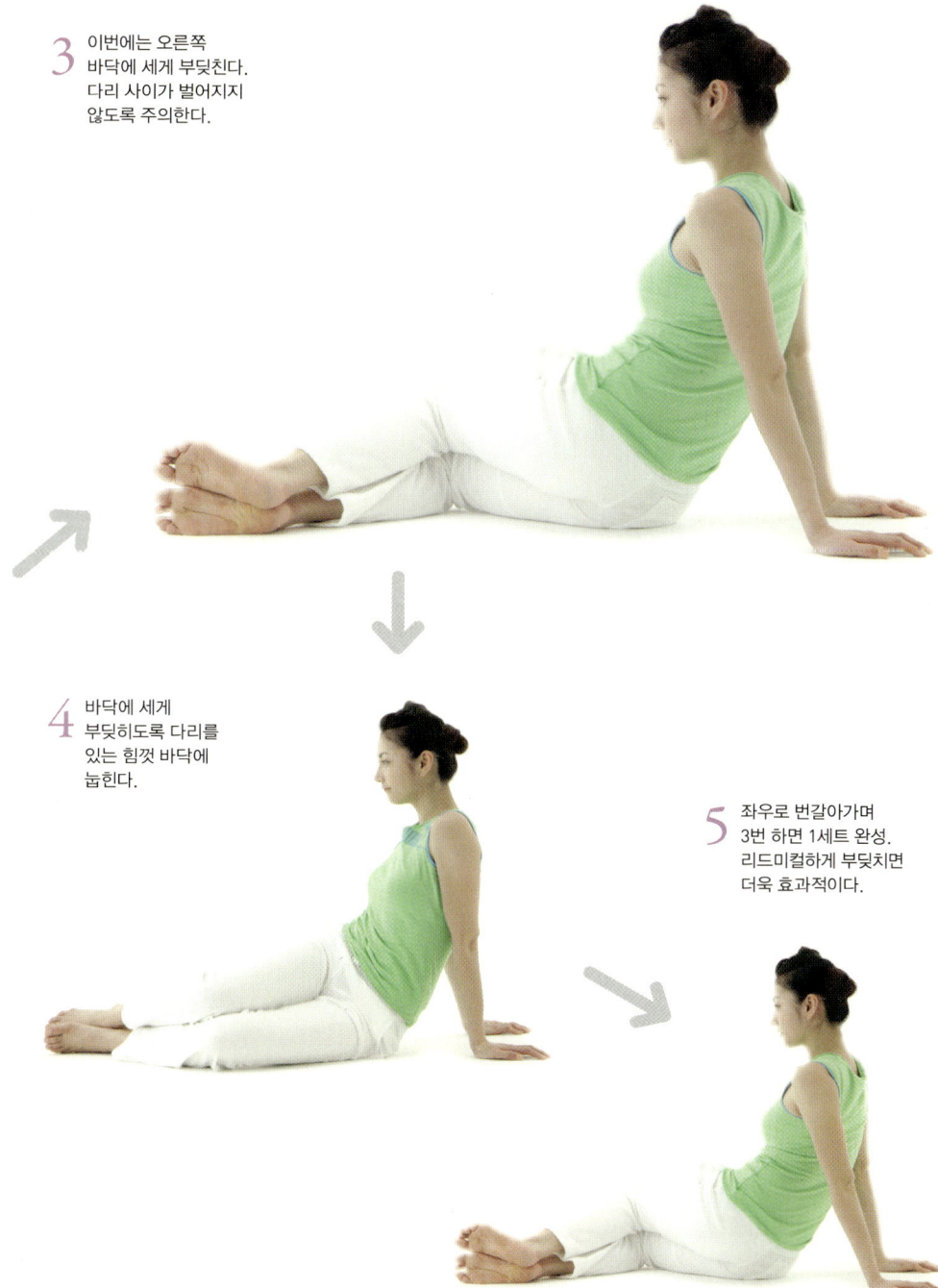

3 이번에는 오른쪽
바닥에 세게 부딪친다.
다리 사이가 벌어지지
않도록 주의한다.

4 바닥에 세게
부딪히도록 다리를
있는 힘껏 바닥에
눕힌다.

5 좌우로 번갈아가며
3번 하면 1세트 완성.
리드미컬하게 부딪치면
더욱 효과적이다.

엉덩이를 둥그스름하고 볼륨감 있게 만들려면 우선 허벅지 위쪽 근육을 단련해 엉덩이와 허벅지의 경계를 확실하게 만들어야 한다. 이 운동을 정성 들여서 꼼꼼하게 하면 밋밋했던 엉덩이가 위로 쑥 올라붙고 엉덩이 라인이 살아난다.

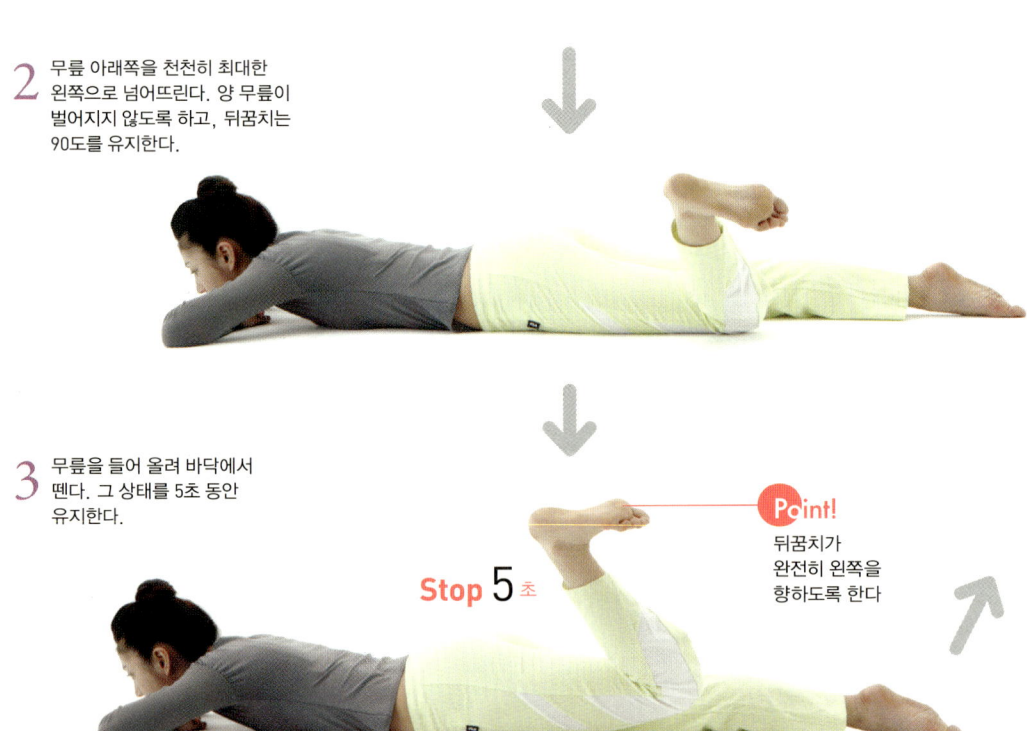

1 엎드려서 턱 밑에서 손을 깍지 낀다. 무릎을 굽혀 왼발을 들어 올리고 뒤꿈치를 세운다.

2 무릎 아래쪽을 천천히 최대한 왼쪽으로 넘어뜨린다. 양 무릎이 벌어지지 않도록 하고, 뒤꿈치는 90도를 유지한다.

3 무릎을 들어 올려 바닥에서 뗀다. 그 상태를 5초 동안 유지한다.

Stop 5초

Point!
뒤꿈치가 완전히 왼쪽을 향하도록 한다

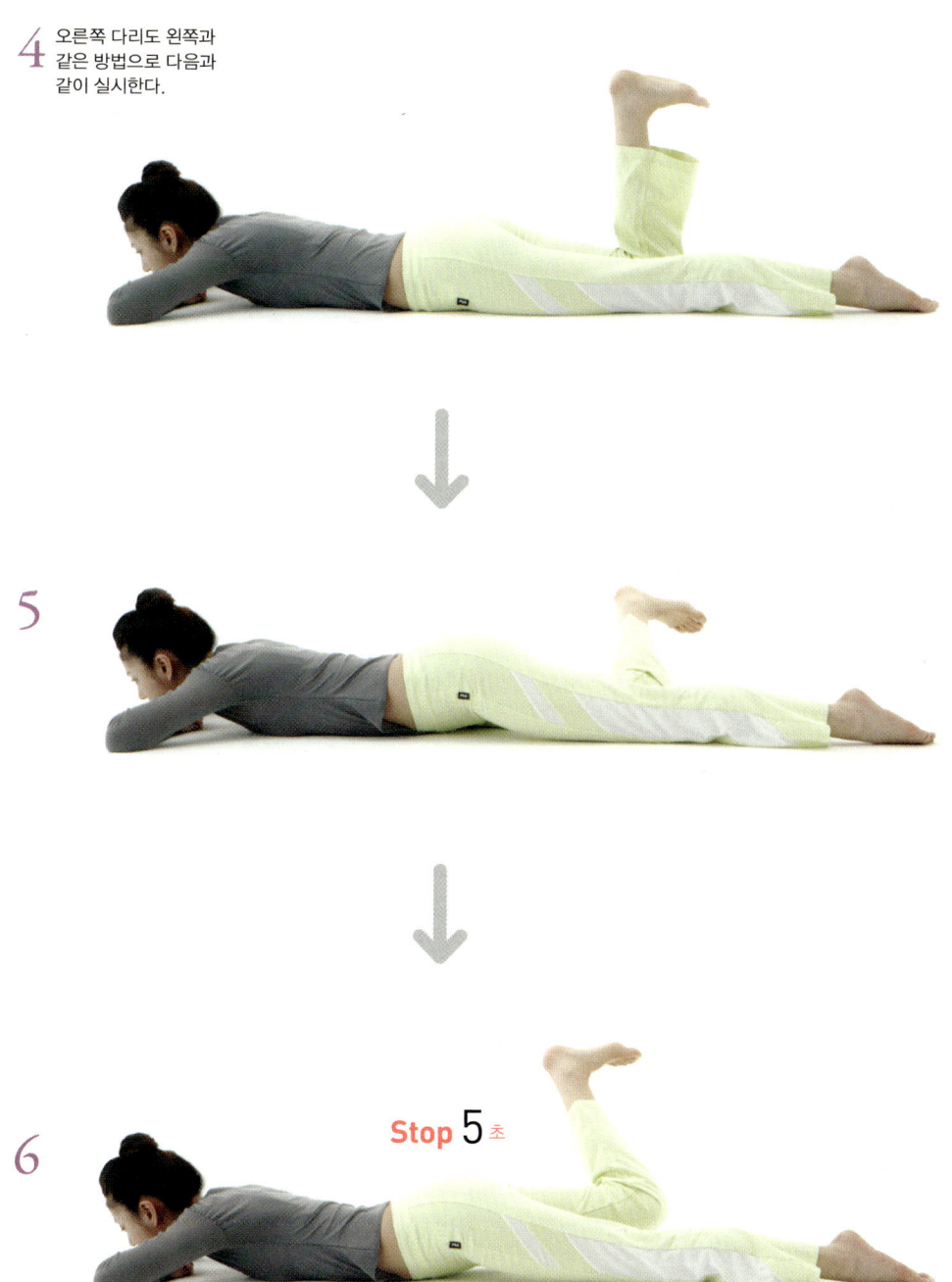

4 오른쪽 다리도 왼쪽과
같은 방법으로 다음과
같이 실시한다.

5

Stop 5초

6

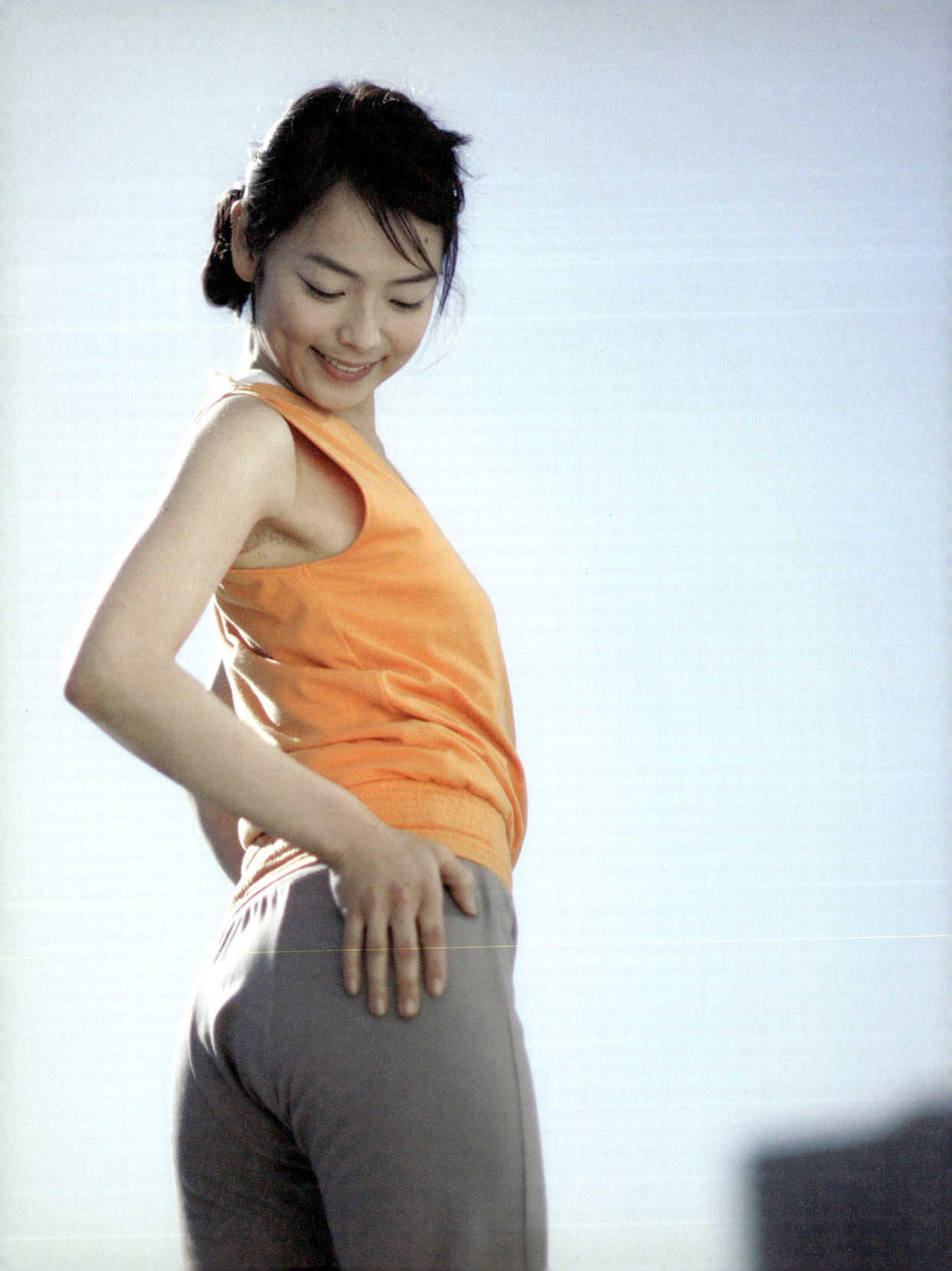

Step **6**

완벽한 엉덩이를 지키는
힙업 관리 **솔루션**

10일 동안의 다이어트 프로그램이 모두 끝났다. 이제부터는 지금까지 가꾼 엉덩이 모양을
흐트러뜨리지 않고 계속 지켜나가는 방법을 소개한다.

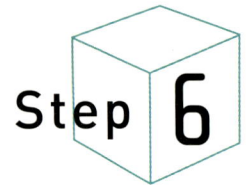

Day **10+** Plan

아침

근육을 활성화하는 10초 포즈

아침에 잠에서 깨어난 몸은 근육과 관절이 굳어 있고 혈액순환도 원활하지 못하다. 온몸에 활력을 주는 10초 포즈로 건강한 하루를 시작하자.

엉덩이 유형별 운동 횟수
편평한 엉덩이 … 2세트
처진 엉덩이 … 3세트
오리 엉덩이 … 5세트

아침

몸의 균형을 바로잡는 다리 근력 강화 운동

온몸을 지탱하는 다리 근육이 약하면 골격의 균형이 무너진다. 다리 근력을 향상하는 데 즉각적인 효과가 있는 운동으로 몸의 균형을 바로잡자.

엉덩이 유형별 운동 횟수
편평한 엉덩이 … 2세트
처진 엉덩이 … 2세트
오리 엉덩이 … 2세트

점심시간

하체의 불필요한 지방을 없애는 스트레칭

몸 안의 지방을 없애는 것, 그리고 지방이 몸에 잘 붙지 않게 만드는 것은 매우 중요하다. 이미 지방이 붙었더라도 쉽게 포기하지 말자. 시간을 조금만 더 효율적으로 사용하면 내 몸에서 지방을 없애버릴 수 있다.

엉덩이 유형별 운동 횟수
편평한 엉덩이 … 3세트
처진 엉덩이 … 5세트
오리 엉덩이 … 3세트

116

저녁식사 전

몸 전체의 바디라인을 다듬는 백워킹

몸 뒤쪽의 근육을 자극해 지방이 잘 붙지 않는 날씬한 몸으로 만들어주는 백워킹(뒤로 걷는 운동)을 소개한다. 한 걸음 한 걸음마다 집중하며 걷자.

엉덩이 유형별 운동 횟수
편평한 엉덩이 ⋯ **3세트**
처진 엉덩이 ⋯ **5세트**
오리 엉덩이 ⋯ **5세트**

저녁식사 후

군살을 방지하는 하체 관리 운동

살이 잘 빠지지 않는 하체를 집중적으로 관리하는 운동이다. 느린 동작으로 실시하면 운동량이 늘어나 더욱 효과적이다. 내장 기능도 향상되어 몸의 컨디션도 좋아진다.

엉덩이 유형별 운동 횟수
편평한 엉덩이 ⋯ **8세트**
처진 엉덩이 ⋯ **6세트**
오리 엉덩이 ⋯ **10세트**

취침 전

하루의 피로를 풀어주는 마무리 운동

하루를 마무리하는 운동으로 온몸에 쌓인 피로를 풀고 비틀린 골격을 바로잡아 심신을 이완시킨다.

엉덩이 유형별 운동 횟수
세 유형 모두 거르지 말고 매일 꾸준히 실시한다

아침 ● 근육을 활성화하는 10초 포즈

잠에서 막 깨어난 우리 몸은 온몸의 근육과 관절이 굳어 있고 혈액순환도 원활하지 못한 상태다. 그 상태가 계속되면 하루 종일 몸이 무겁고 컨디션까지 나빠진다. 아침에 일어나자마자 몸을 크게 뒤로 젖혀서 몸에 활력을 불어넣자. 단 10초의 투자로 오늘 하루를 건강하게 보낼 수 있다.

1 온몸을 이완시킨 상태에서
똑바로 엎드린다.

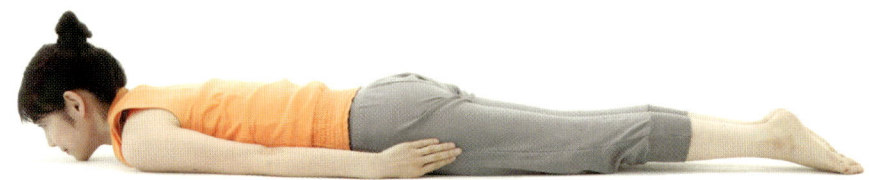

2 양손을 앞쪽으로 쭉 펴고
다리는 모아서 쭉 뻗는다.

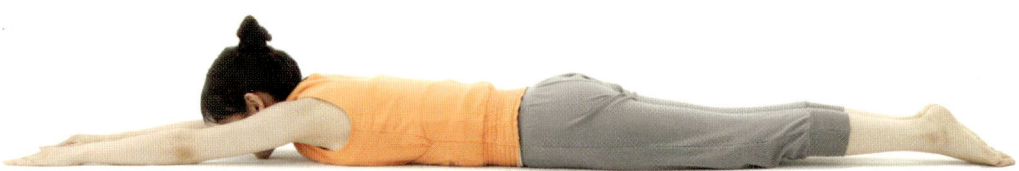

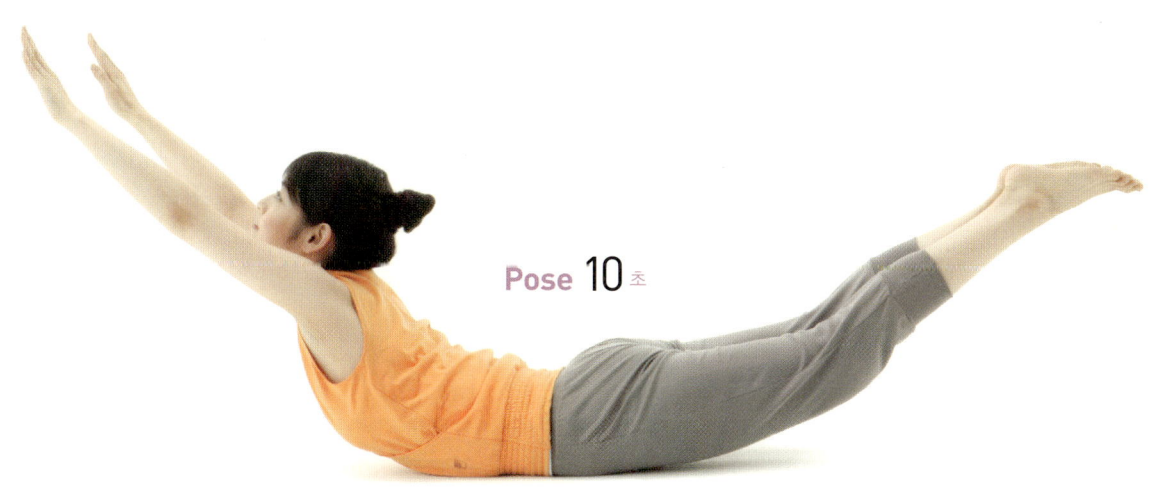

Pose 10 초

3 양팔과 다리를 과감하게 뒤로
젖힌다. 턱을 올리고 양다리를
붙인 채로 발끝에 힘을 준다.
젖힐 수 있는 데까지 젖힌 다음
그대로 10초 동안 유지한다.

우리 몸을 지탱하는 다리는 몸 전체의 균형에 큰 영향을 미친다. 다리 근육이 발달하지 못하면 골격의 균형이 무너져 부기를 유발한다. 반대로 다리 근육을 강화해 몸의 균형을 바로잡으면 몸매도 달라진다. 얼핏 보기에는 간단해 보이는 운동이지만 다리 근력을 강화하는 데 눈에 띄는 효과가 있다.

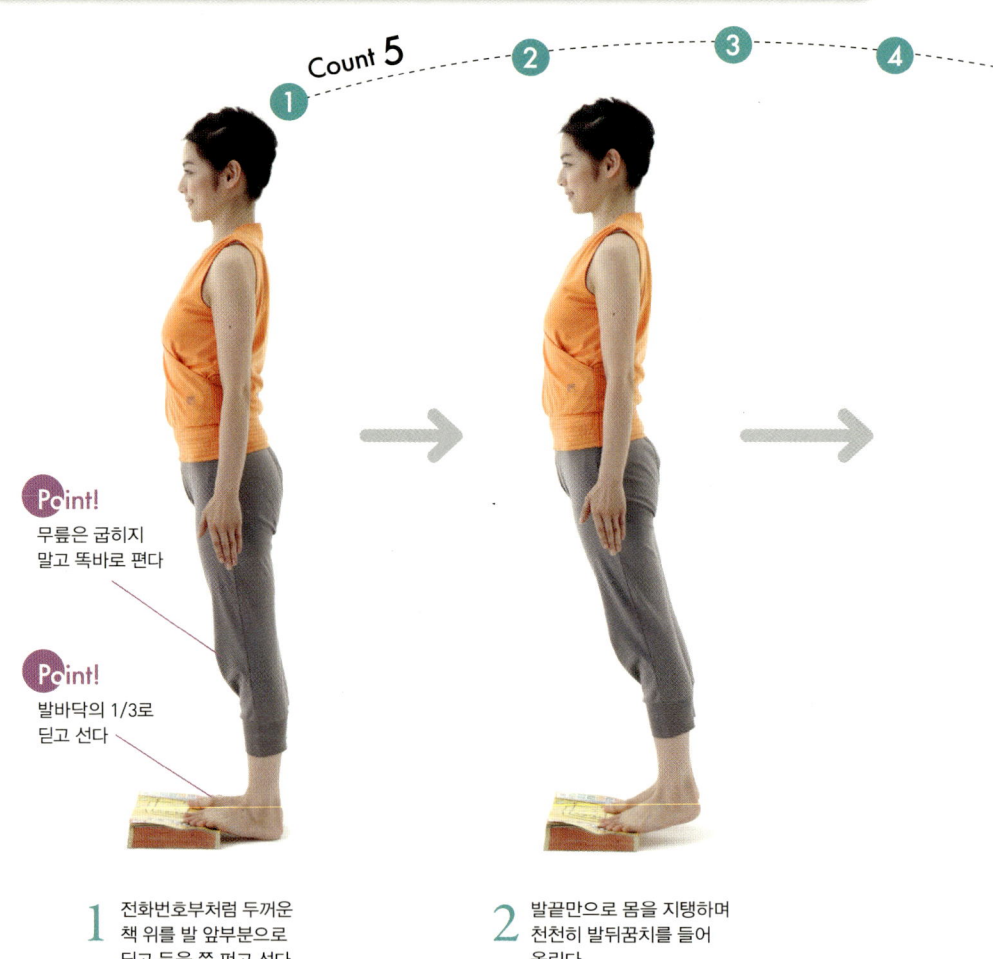

Count 5

Point!
무릎은 굽히지 말고 똑바로 편다

Point!
발바닥의 1/3로 딛고 선다

1 전화번호부처럼 두꺼운 책 위를 발 앞부분으로 딛고 등을 쭉 펴고 선다.

2 발끝만으로 몸을 지탱하며 천천히 발뒤꿈치를 들어 올린다.

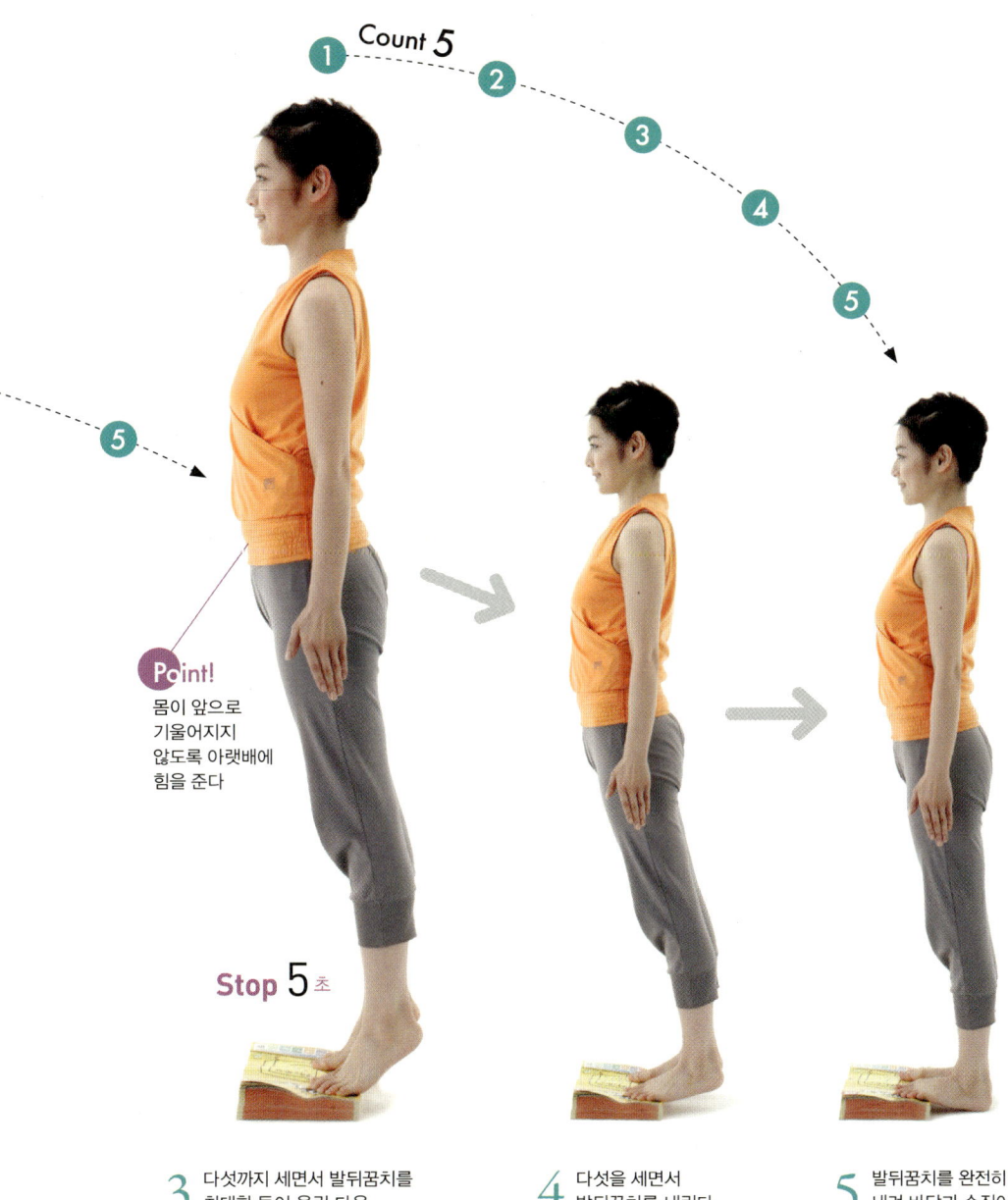

Count **5**

Point!
몸이 앞으로
기울어지지
않도록 아랫배에
힘을 준다

Stop 5초

3 다섯까지 세면서 발뒤꿈치를
최대한 들어 올린 다음
5초 동안 유지한다.
엄지발가락에 힘을 준다.

4 다섯을 세면서
발뒤꿈치를 내린다.
다리 안쪽 근육을
사용한다.

5 발뒤꿈치를 완전히
내려 바닥과 수직이
되게 선다. 무릎은
똑바로 편다.

점심시간 ● 하체의 불필요한 지방을 없애는 스트레칭

아름다운 엉덩이의 가장 큰 적은 지방이다. 특히 하체에 붙은 지방은 웬만해서는 빠지지 않는다. 중요한 것은 운동에 온 신경을 집중하고, 포기하지 않고 꾸준히 하는 것이다. 쉽고 간단해 보이지만 동작 하나하나 정성껏 하다 보면 지방이 확실히 빠지게 될 것이다. 짧은 시간이라도 효율적으로 사용하여 불필요한 지방을 제거하자.

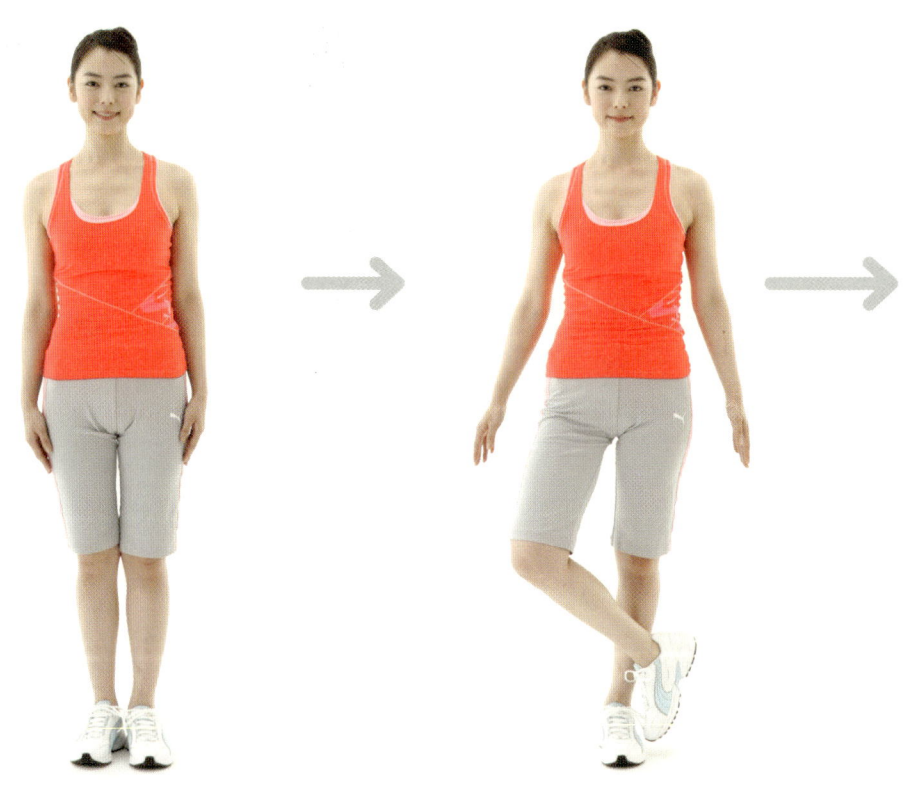

1 등 근육을 쭉 펴고 똑바로 선다. 어깨를 뒤로 당겨서 가슴을 편다.

2 왼쪽 다리로 중심을 잡은 후, 오른쪽 다리를 구부려 천천히 위로 올린다.

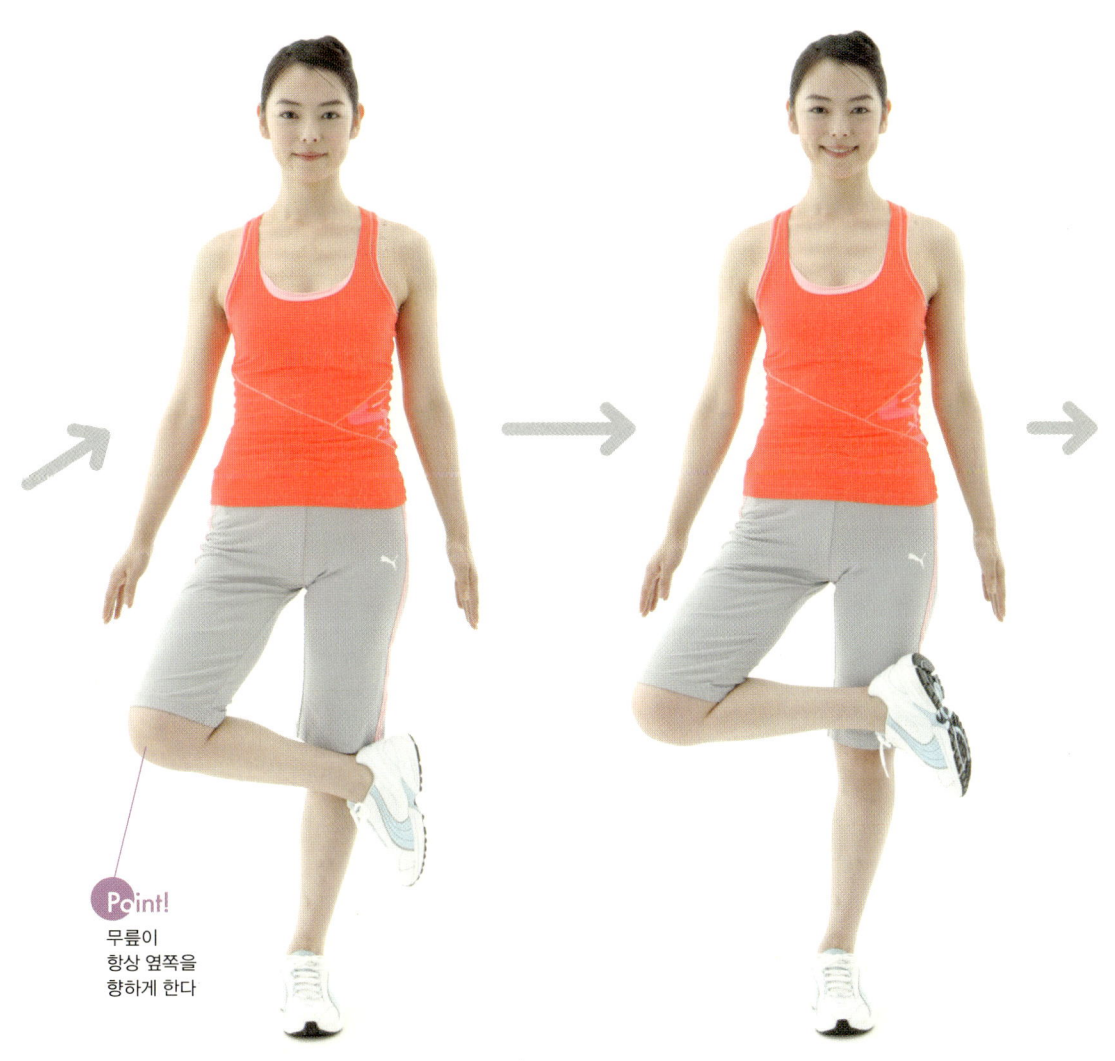

Point!
무릎이
항상 옆쪽을
향하게 한다

3 그 상태에서 조금 더 위로
올린다. 고관절의 움직임을
느끼면서 오른쪽 무릎이 앞으로
나오지 않도록 주의한다.

4 다리를 올릴 수 있는
데까지 최대한 올린다.
왼쪽 무릎 위까지 올릴 수
있으면 가장 좋다.

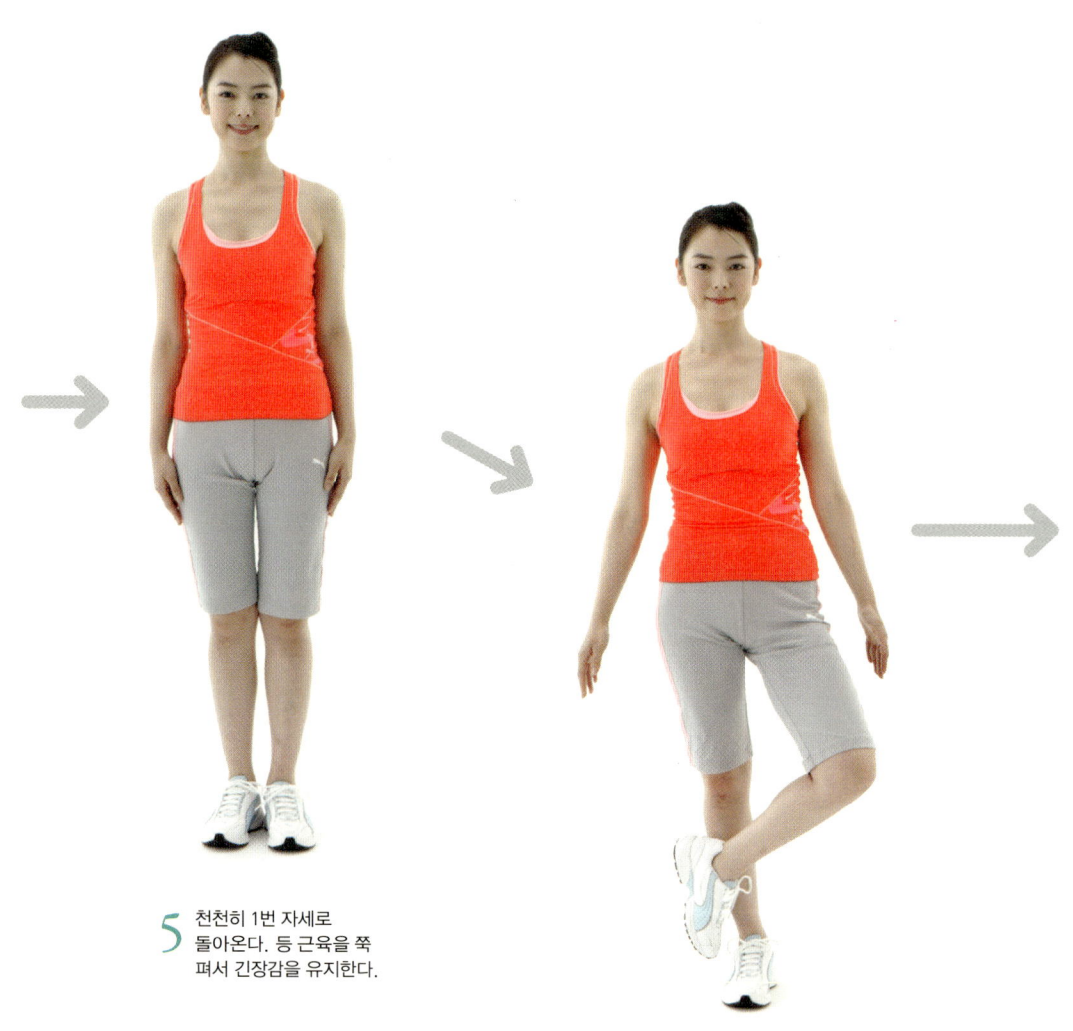

5 천천히 1번 자세로
돌아온다. 등 근육을 쭉
펴서 긴장감을 유지한다.

6 이번에는 오른쪽 다리로
중심을 잡고, 왼쪽 다리를
구부려 천천히 위로 올린다.

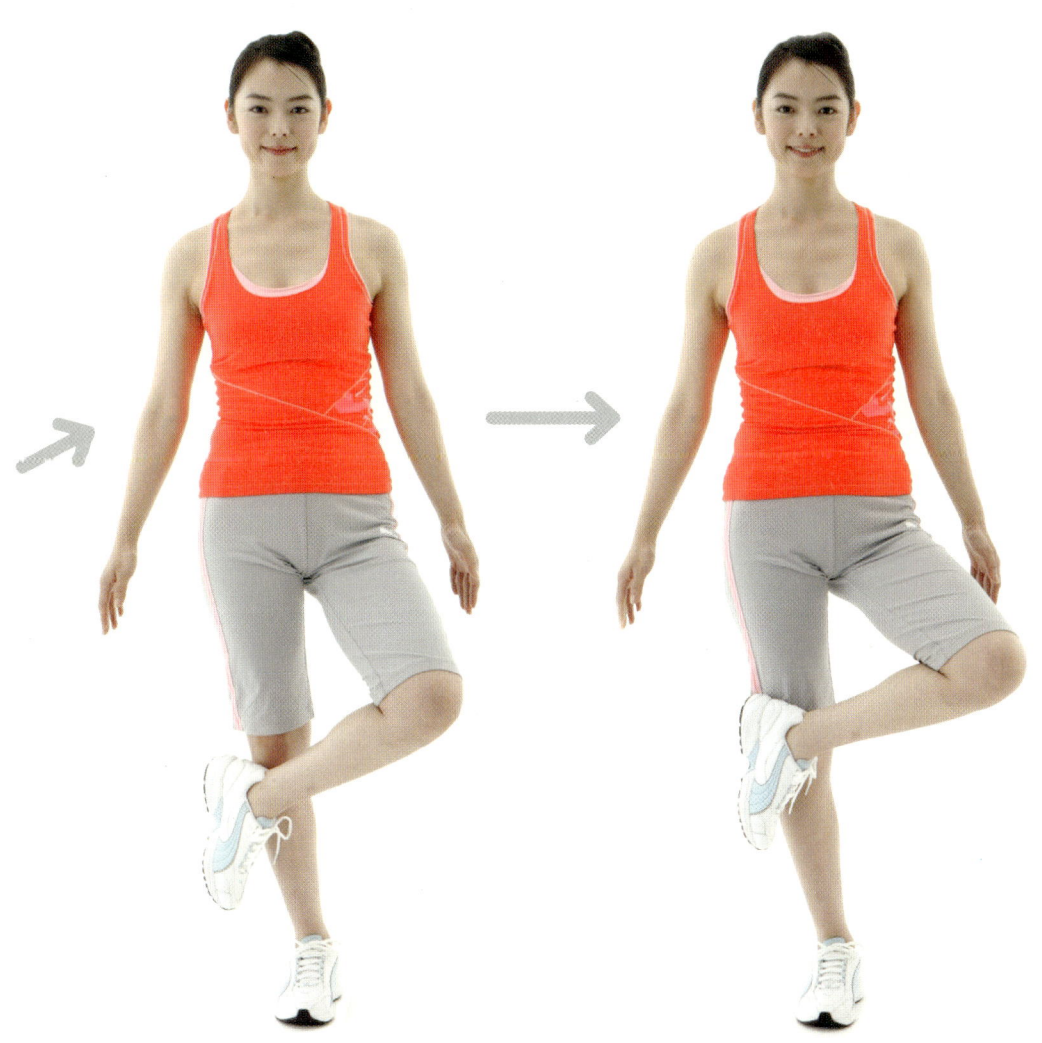

7 고관절을 쫙 벌리고
최대한 다리가 바닥과
수직이 되게 올린다.

8 올릴 수 있는 데까지 최대한
올린다. 흔들리지 않도록
중심을 꼭 잡는다.

저녁식사 전 ● 몸 전체의 바디라인을 다듬는 백워킹

날씬한 몸매를 만드는 것은 다이어트의 최종 목표다. 불필요한 지방이 붙지 않은 강하고 유연한 근육을 지닌 몸을 만들자. 온몸의 근육을 총동원하여 뒤로 걷는 백워킹은 신진대사를 돕고, 특히 몸 뒤쪽의 근육을 많이 사용하는 운동이다. 한 걸음 한 걸음 자신의 움직임을 확인하면서 힘차게 걷자.

|Side Version|

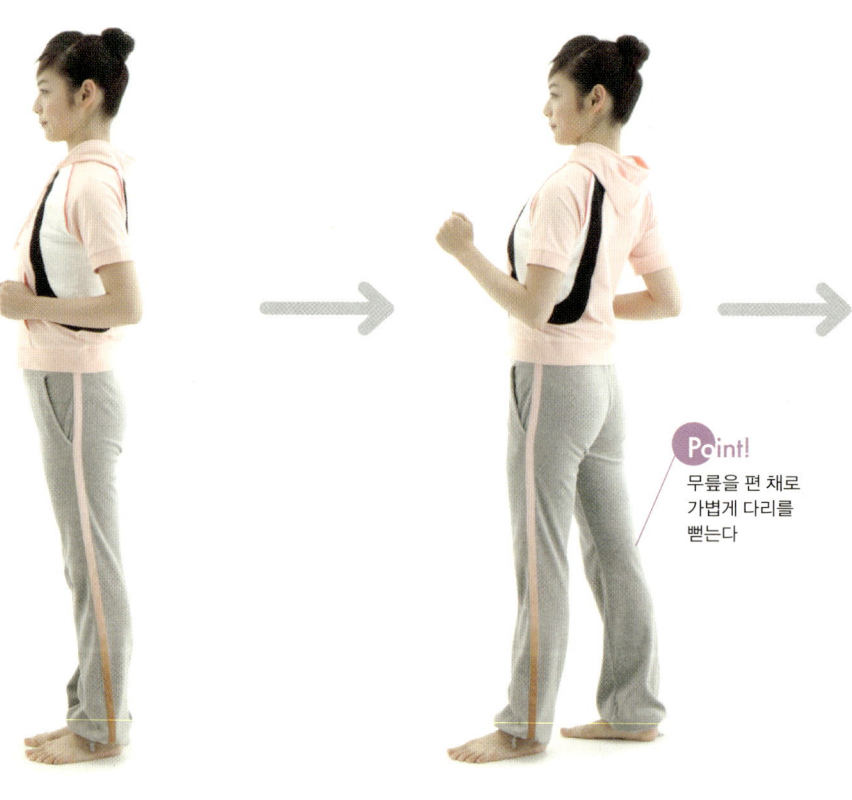

Point!
무릎을 편 채로
가볍게 다리를
뻗는다

1 똑바로 서서 팔꿈치를 구부려 허리 옆에 댄다. 가슴을 펴고 똑바로 앞을 바라본다.

2 오른쪽 다리 전체에 힘을 주고 무릎을 편 채로 뒤로 당긴다. 오른팔도 동시에 당긴다.

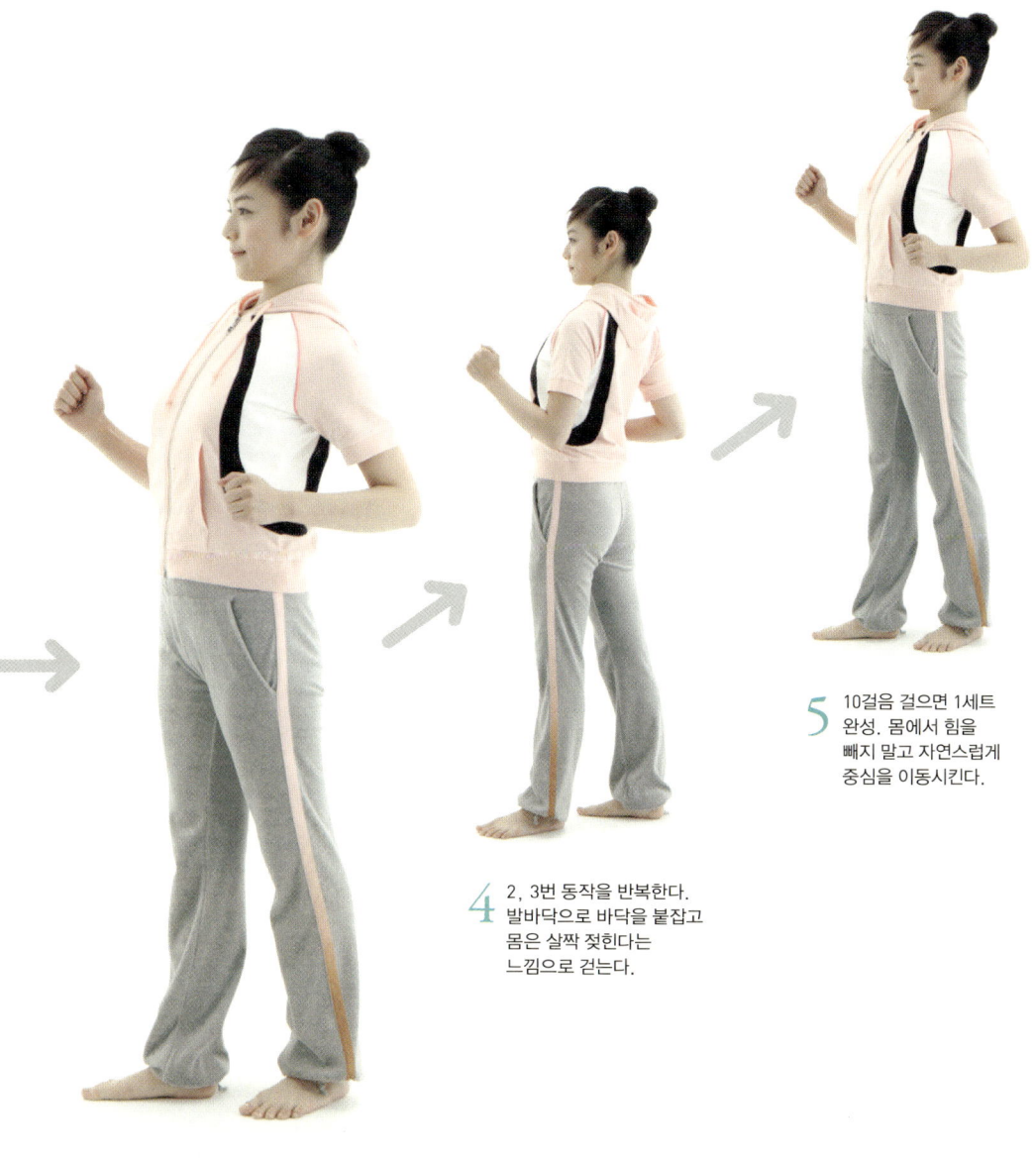

5 10걸음 걸으면 1세트
완성. 몸에서 힘을
빼지 말고 자연스럽게
중심을 이동시킨다.

4 2, 3번 동작을 반복한다.
발바닥으로 바닥을 붙잡고
몸은 살짝 젖힌다는
느낌으로 걷는다.

3 몸 왼쪽으로 중심을 이동시키고,
왼팔과 왼쪽 다리를 동시에
뒤로 당긴다. 바닥을 쓰는 듯한
기분으로 움직인다.

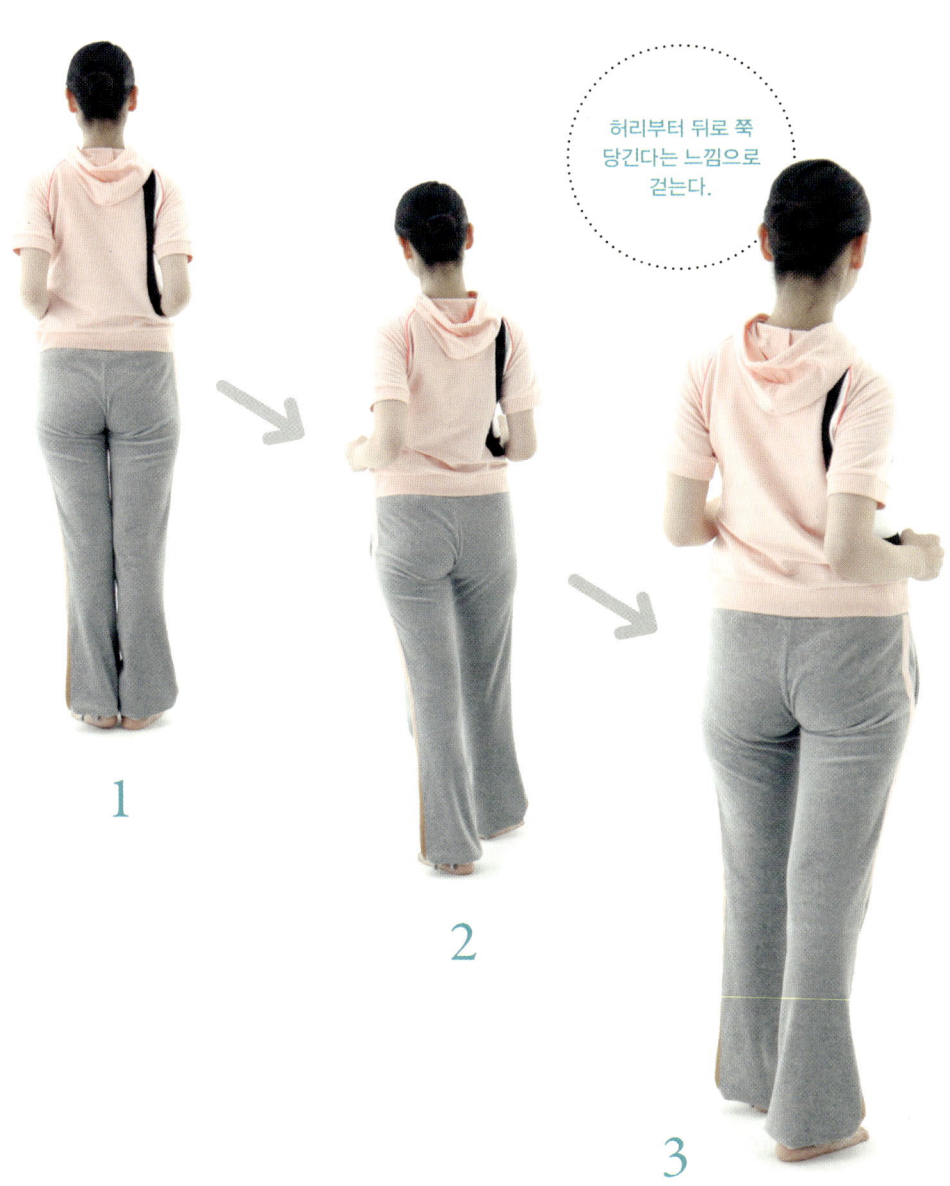

허리부터 뒤로 쭉
당긴다는 느낌으로
걷는다.

1

2

3

128

저녁식사 후 ● 군살을 방지하는 하체 관리 운동

하체는 상체보다 날씬해지기 어려운 부위다. 특히 여성들은 조금만 방심하면 금세 하체에 군살이 붙어버린다. 이 운동에서는 허리를 아래로 내려주어 하체 근육을 자극하고, 허리를 비트는 동작으로 하체의 군살을 집중 공략한다. 내장 기능이 활성화되는 효과도 있다.

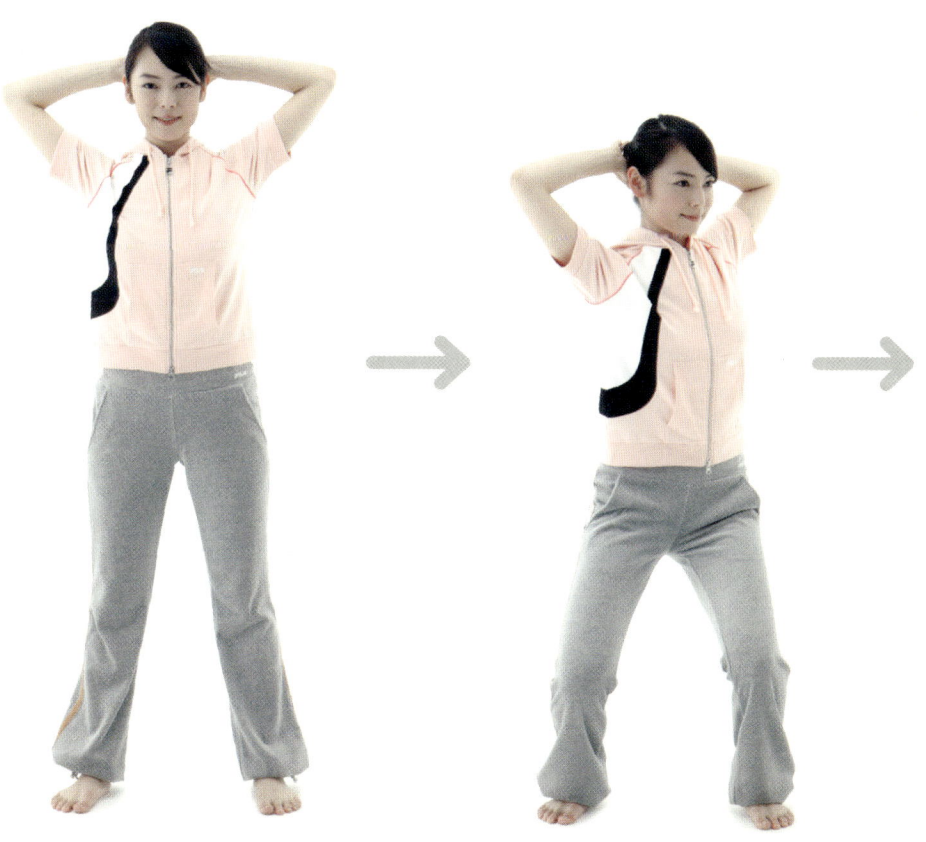

1 다리를 어깨너비만큼 벌리고 손은 머리 뒤에서 깍지 낀다. 무릎은 완전히 편다.

2 무릎을 굽히고 똑바로 허리를 내린다. 그대로 상체를 왼쪽으로 비튼다.

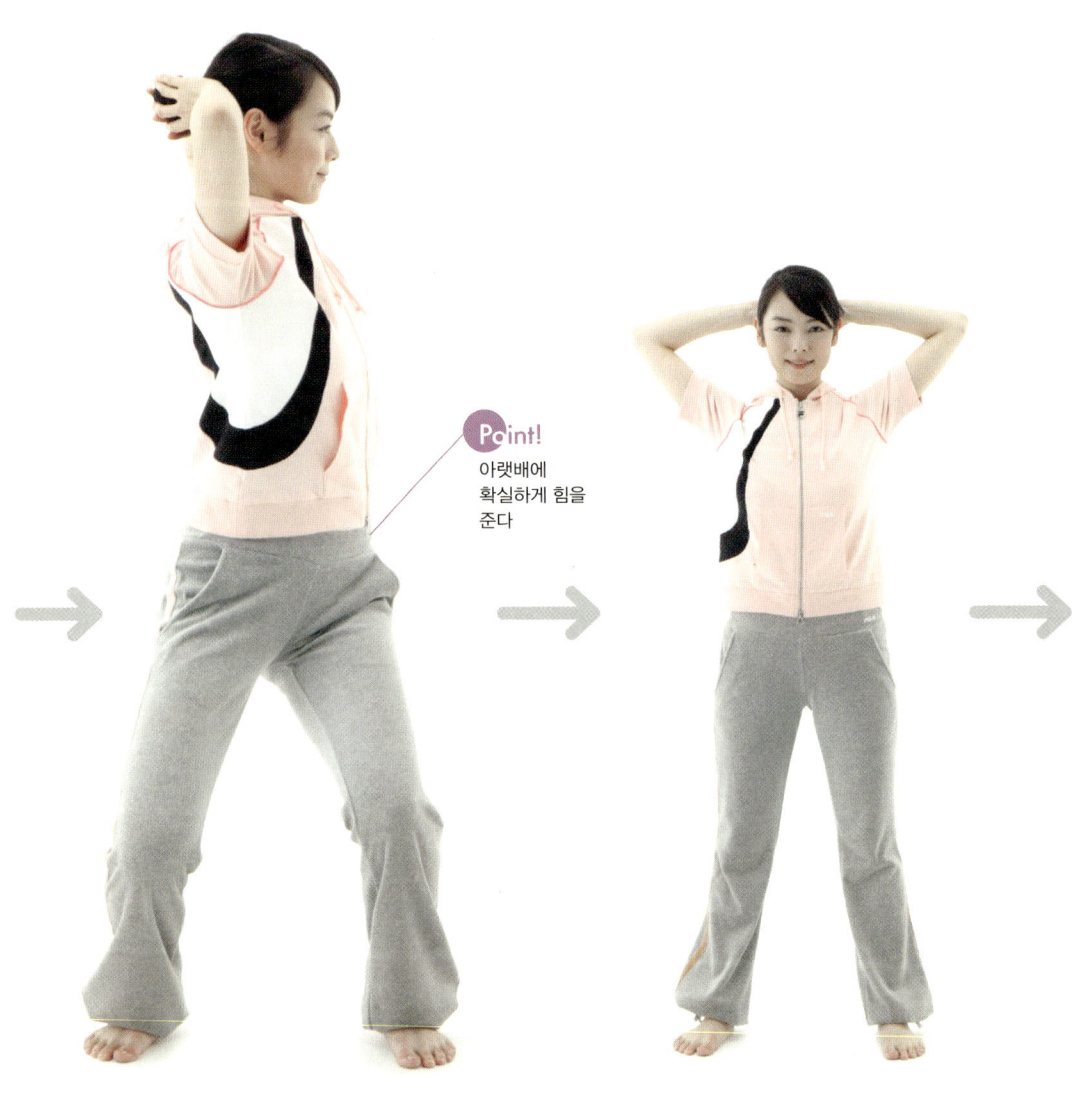

Point!
아랫배에
확실하게 힘을
준다

3 아랫배에 힘을 주고 비틀 수
있는 만큼 최대한 비튼다.
얼굴이 옆쪽을 똑바로
향하는 정도가 가장 좋다.

4 천천히 제자리로 돌아와
호흡을 정돈한다. 팔의
위치는 그대로 유지한다.

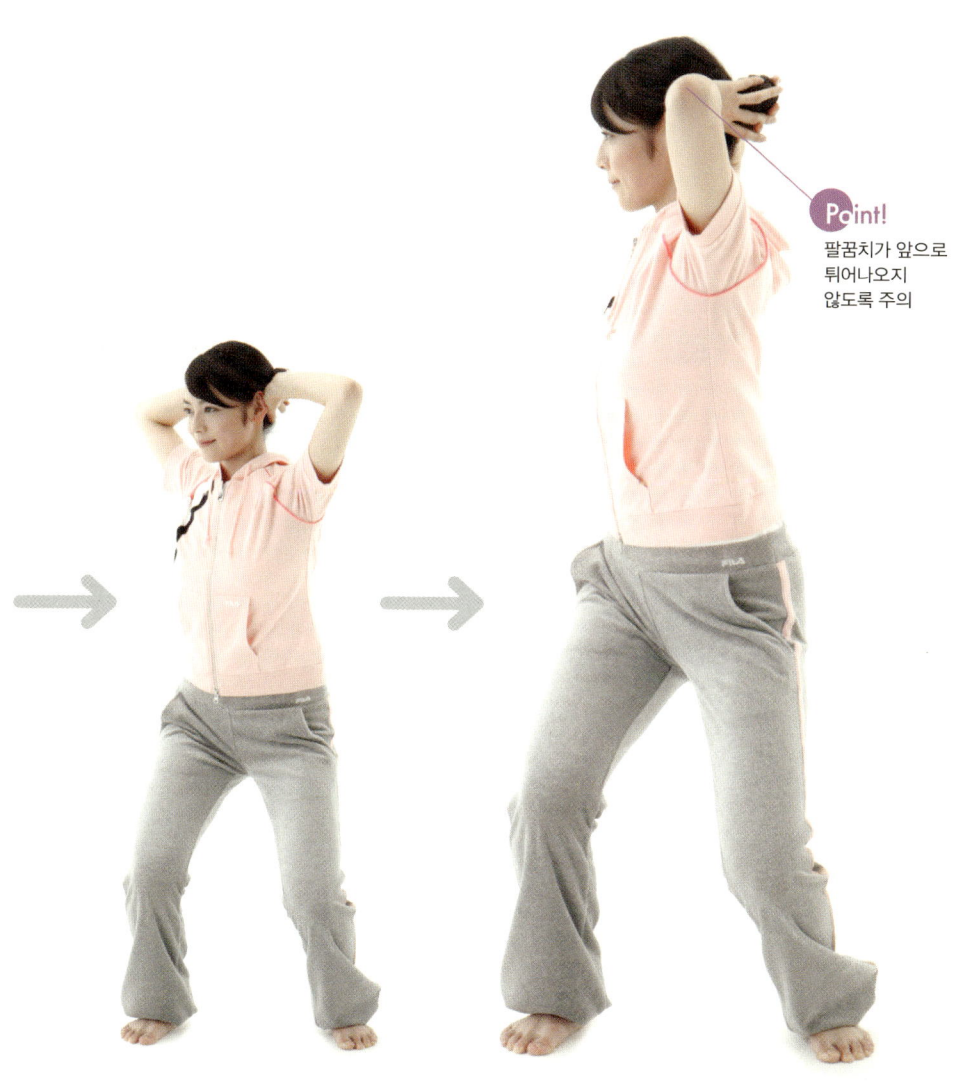

Point!
팔꿈치가 앞으로
튀어나오지
않도록 주의

5 무릎을 굽히고 똑바로
허리를 내린다. 이번에는
상체를 오른쪽으로 비튼다.

6 비틀 수 있는 만큼 최대한
비튼다. 등을 쭉 펴고
팔꿈치가 앞으로 튀어나오지
않도록 주의한다.

취침 전 ● 하루의 피로를 풀어주는 마무리 운동

하루 종일 열심히 움직이고 나면 몸에 피로가 쌓이고 크든 작든 비틀리는 부분이 생긴다. 그날그날 피로를 바로 풀어주지 않거나 비틀림이 만성화되면 온몸의 균형이 깨지게 된다. 몸에 쌓인 피로와 비틀림은 반드시 그날 없애고 넘어가는 것이 좋다. 몸과 마음을 이완시켜 다음 날을 위한 관리를 해주자.

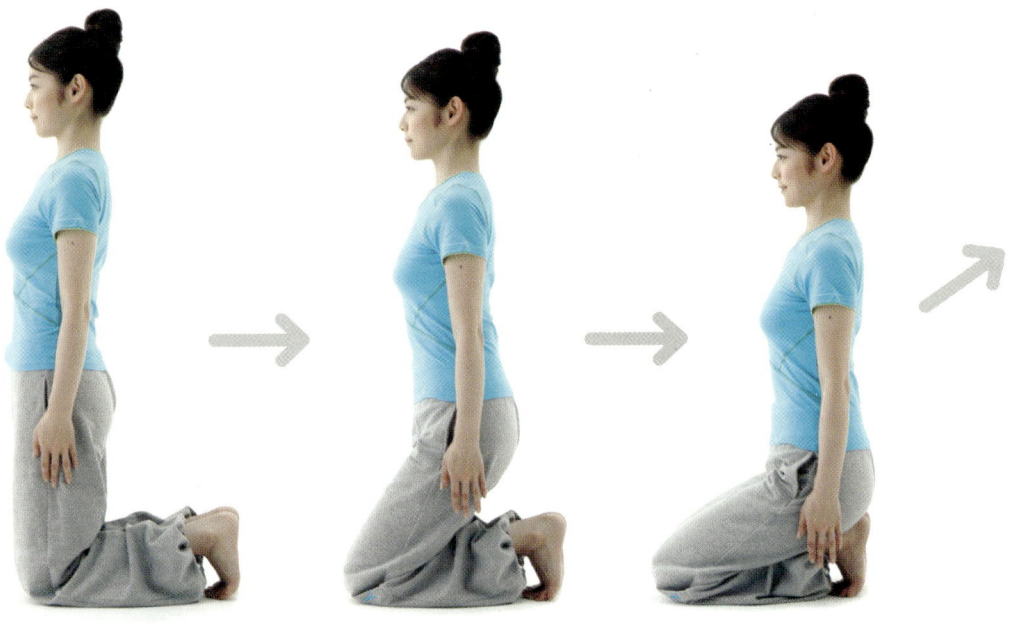

1 무릎으로 서서 등 근육을 쭉
펴다. 양 무릎과 뒤꿈치를
붙이고 발끝은 완전히 세운다.

2 그대로 똑바로
허리를 내린다.

3 상체를 앞을 향해 숙이고 양손을
미끄러뜨린다는 느낌으로 앞으로
쭉 뻗는다. 등을 활짝 펴고
엉덩이를 높이 들어 올린다.

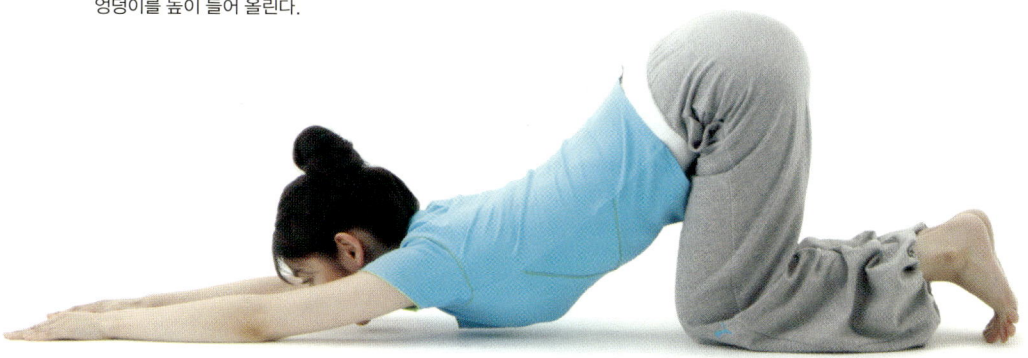

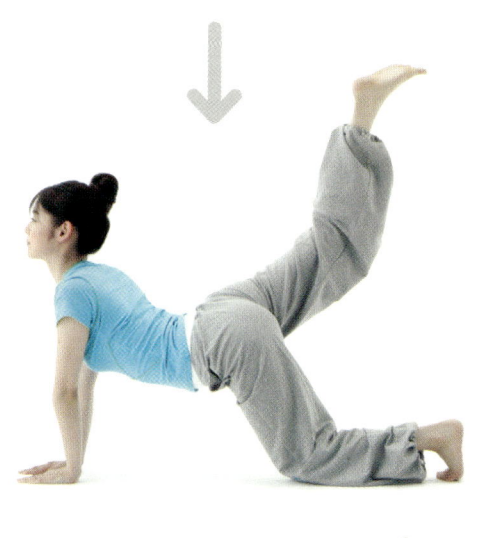

4 손으로 바닥을 짚고 상체를 들어
올려 가슴을 편다. 한쪽 다리씩
올릴 수 있는 데까지 최대한 올린다.
허벅지가 시작되는 부분에서부터
다리 전체를 들어 올리고, 발끝까지
신경을 집중한다.

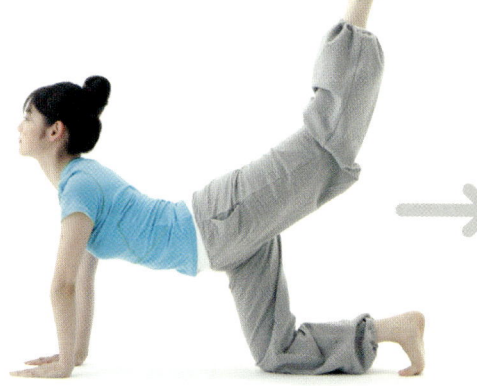

5 천천히 3번 동작으로 돌아온다.
  이때 등을 충분히 펴주고,
  발끝은 완전히 세우고,
  양 무릎과 뒤꿈치는 붙인다.

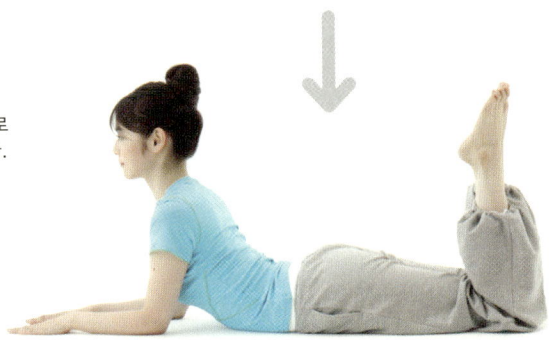

6 배를 바닥에 붙이고 무릎을
  굽힌 다음, 발끝을 모아
  천장을 향하게 한다. 팔꿈치로
  상체를 지탱하고 가슴을 편다.
  얼굴은 정면을 바라본다.

7 턱을 천장을 향해 내민다는
  느낌으로 쭉 들어 올리고 상체를
  젖힌다. 무릎은 발끝과 머리를
  가까이 붙인다는 기분으로
  최대한 많이 구부린다.

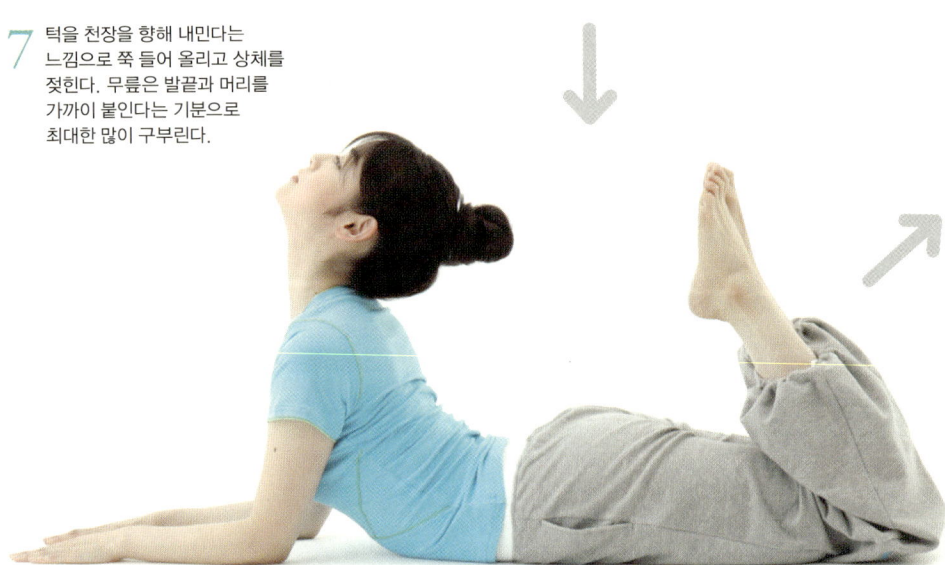

8 엎드려서 양팔과 다리를
똑바로 쭉 뻗는다. 그 자세에서
잠시 쉰다. 온몸의 힘을 빼고
천천히 호흡을 정돈한다.

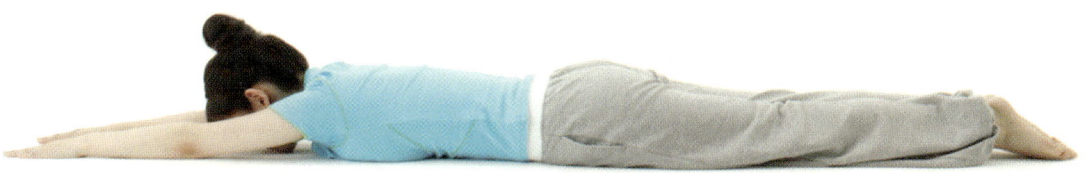

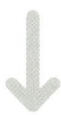

9 몸을 돌려 똑바로 눕는다.
양팔을 쭉 펴서 있는 힘껏
기지개를 편다. 팔과 다리의
근육이 당겨지는 느낌이
들노록 실시한다.

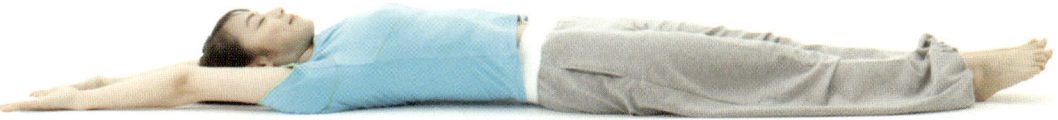

10 그대로 양팔을 어깨 높이로
내려 천천히 심호흡을 한다.
오늘 쌓인 피로를 다 쏟아낸다는
생각으로 심호흡을 하며
심신을 이완시킨다.

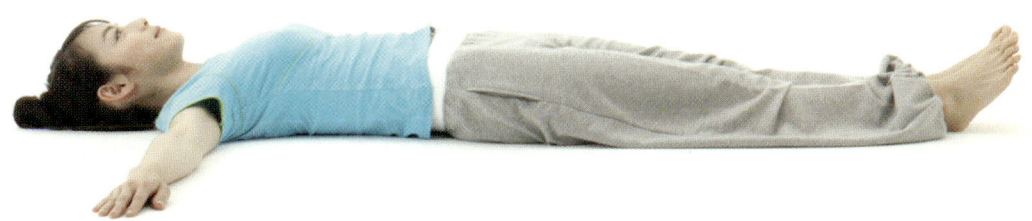

내 몸을 사랑하는
생활 가이드

나는 나를 찾아오는 여성들에게 늘 "여러분 자신과 몸을 사랑하세요"라고 말한다. 이는 몸에 값비싼 것을 두른다든가 비싼 식사를 해야 한다는 의미가 아니다. 자기 자신을 꼼꼼히 들여다보고 몸이 말하는 솔직한 목소리를 받아들여야 한다는 뜻이다. 그것을 반복해서 실천하는 것만으로도 아름답고 건강한 몸을 만드는 데 큰 도움이 된다. 나는 이 책을 통해 자신감을 가지게 된 여러분에게 평소 나의 몸에 대한 생각과 실천을 전하고자 한다.

아래에 소개하는 것들은 내가 나의 몸을 위해 일상적으로 노력하는 것들이다. 모두 당연한 것들이지만 잠시만 자신의 생활을 돌아보라. 이 중에서 몇 가지나 실천하고 있는가? 몸에 좋은 생활, 몸을 아름답게 만드는 생활이란 실은 아주 간단하다. 나도 아직 완벽하다고는 할 수 없지만 최대한 매일 행동으로 옮기기 위해 노력하고 있다.

🍒 모든 것의 기본은 바른 자세다

모든 것에는 '기본'이 있다. 기본이 제대로 되어 있지 않으면 목표를 달성하기 어렵다. 몸매를 가꾸는 기본은 '바른 자세'다. 등과 가슴을 펴고, 배에 힘을 주고, 똑바로 정면을 바라본다. 간단해 보이지만 생각 외로 잘 되지 않는 사람이 많다. 이러한 자세가 완벽하게 잡혀 있으면 앉고 서고 걷는 일상생활의 자연스러운 동작들이 운동으로 바뀐다. 다시 한 번 강조하면 바른 자세는 몸을 가꾸는 바탕이다.

🍎 자신만의 생활 리듬을 확립하라

매일 똑같은 리듬으로 생활하는 것이 몸에 좋지만 이를 실제로 완벽하게 실천하는 사람은 드물다. 오히려 그 리듬을 지키려고 신경 쓰다가 스트레스를 받기도 한다. 중요한 것은 자신의 라이프스타일을 돌아보고 그에 맞게 무리가 없도록 생활 리듬을 짜는 것이다. 하루 단위로 짜는 것이 어렵다면 일주일이나 열흘 단위도 상관없다. 하루 만에 날씬해질 수 없듯이 하루 만에 갑자기 살이 찌는 일도 없기 때문이다. 자기만의 생활 리듬을 확립하면 운동하는 시간도 배분하게 되어 꾸준히 운동하는 습관을 들일 수 있을 것이다.

🍎 수면의 질을 높여라

수면은 미용은 물론이고 건강에도 큰 영향을 미친다. 수면 시간뿐만 아니라 수면의 질에도 주의를 기울여 기분 좋게 푹 잘 수 있는 환경을 만들자. 자는 동안 소화기관에 부담을 주지 않도록 잠들기 세 시간 전부터는 되도록 음식을 먹지 말아야 한다. 또한 목욕할 때는 40도 정도의 미지근한 물에 느긋하게 몸을 담그고 있으면 몸을 편히 쉬게 해주는 부교감신경이 작용하여 심신을 이완시켜준다. 가능하면 수분 대사에 관한 장기의 움직임이 활발해지는 밤 1시 이후에는 깊은 수면 상태에 있는 것이 이상적이다.

🍎 먹는 것을 중요시하라

먹는 것은 인간의 본능 중 하나로, 살아가는 데 매우 중요한 일이다. 먹는 것을 소홀히 하는 것은 자기 몸에 빚을 지는 일이다. 진심으로 아름다워지고 싶다면 운동을 하러 다니기 전에 자신의 식생활부터 되돌아보기 바란다. 하루 세 번씩 제대로 식사를 하고 있는가? 영양은 균형이 잡혀 있는가? 염분, 당분, 알코올을 과다 섭취하지는 않는가? 식생활을 검토하면 부기를 확실히 제거할 수 있으며, 날씬해지는 체질로 개선하는 것도 가능하다. 마음껏 즐겁게 먹어 몸속부터 아름다워지자.

🍎 무조건 많이 웃어라

일이나 대인 관계 등 평소 생활에서 스트레스를 받을 만한 일은 얼마든지 있다. 이를 풀지 못하고 혼자 끙끙대며 고민하는 경우도 있을 것이다. 하지만 그런 상태가 계속되면 마음속의 피로가 만성화된다. 그렇게 되기 전에 되도록 적극적으로 몸을 움직이고 맛있는 것을 먹으면서 큰 소리로 마음껏 웃어보자. 웃음은 건강해지는 방법 중 하나다. 웃으면 면역력이 강해지고 자율신경 기능이 바로잡혀 온몸이 활성화된다. 또한 웃음은 자신뿐만 아니라 주변 사람들의 기분까지도 부드럽게 누그러뜨리는 힘이 있다. 내 몸과 마음의 건강을 위해, 그리고 주변 사람들의 행복을 위해 무소건 많이 웃자.

셀프 엉덩이 마사지 & 경혈법

요즘은 가정용 마사지 용품과 경혈 도구들을 손쉽게 구할 수 있다. 하지만 일부러 새것을 구입하지 않고도 집에 있는 물건을 이용해 간단하게 마사지나 경혈 지압을 할 수 있다. 이번에는 내가 애용하는 아이템 네 가지를 소개하고자 한다. 기대 이상의 효과를 실감할 수 있으므로 반드시 시험해보기 바란다.

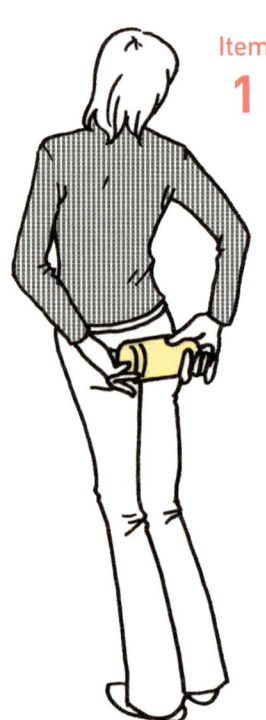

Item 1 페트병

500㎖ 페트병에 50도 정도의 미지근한 물을 집어넣는다. 페트병을 양손으로 잡고 엉덩이를 밑에서 위로 들어 올리듯이 강하게 밀어 올린다. 페트병으로 엉덩이를 누르는 듯한 기분으로 힘을 주어 실시한다.

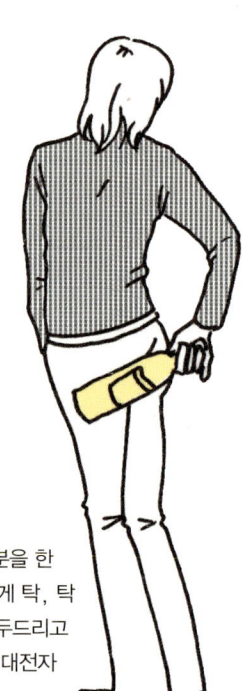

Item 2 와인병

뚜껑을 따지 않은 와인병의 목 부분을 한 손으로 잡고 엉덩이를 리드미컬하게 탁, 탁 두드린다. 엉덩이 전체를 골고루 두드리고 나면, 다음에는 엉덩이 옆 부분인 대전자 주변을 중점적으로 두드려준다.

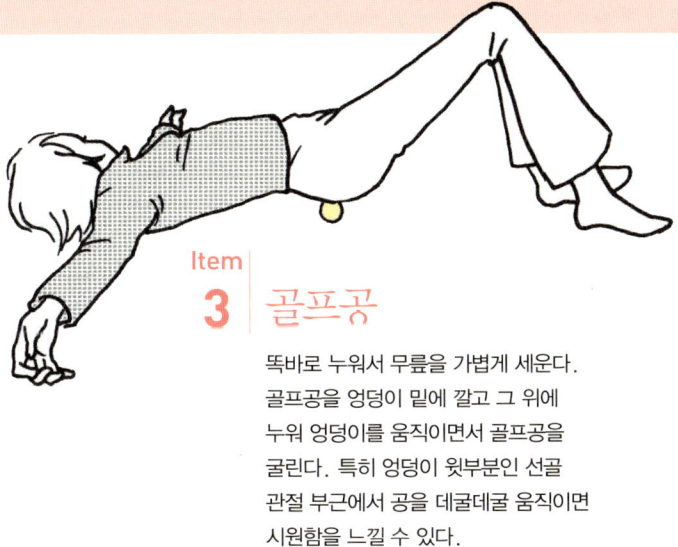

Item 3 | 골프공

똑바로 누워서 무릎을 가볍게 세운다.
골프공을 엉덩이 밑에 깔고 그 위에
누워 엉덩이를 움직이면서 골프공을
굴린다. 특히 엉덩이 윗부분인 선골
관절 부근에서 공을 데굴데굴 움직이면
시원함을 느낄 수 있다.

Item 4 | 후추통

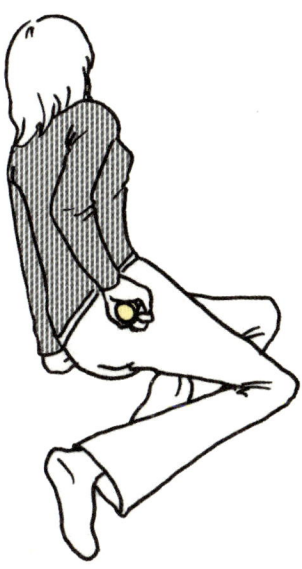

후추통처럼 작은 병을 준비한다. 앉은
상태에서 양다리를 한쪽 방향으로 모아서
편하게 두고, 한 손으로 바닥을 짚은 뒤 병을
들고 뚜껑 부분으로 엉덩이를 꾹꾹 누른다.
엉덩이의 가장 부드러운 부분부터 시작해
골고루 누르고, 마무리로 대전자 주변을
집중적으로 누른다.

엉덩이 UP 다이어트

힙업 미인을 만드는 10days plan

1판 1쇄 펴낸날   2010년 5월 17일
1판 2쇄 펴낸날   2011년 12월 29일

지은이   사이토 미에코
옮긴이   김민정
편 집   위정훈 · 이현정 · 김경선
본문 디자인 디자인 발전소
마케팅   권태환 · 함정윤

펴낸이   박윤태
펴낸곳   보누스
등 록   2001년 8월 17일 제313-2002-179호
주 소   서울시 마포구 서교동 481-13
전 화   02-333-3114
팩 스   02-3143-3254
E-mail   soribooks@hanmail.net

ISBN   978-89-6494-001-3 13510

*값은 뒤표지에 있습니다.
*잘못된 책은 바꿔 드립니다.

이 도서의 국립중앙도서관 출판시도서목록(CIP)은 e-CIP 홈페이지(http://www.nl.go.kr/ecip)에서
이용하실 수 있습니다.(CIP제어번호: CIP2010001352)